FERMENTATION & PROBIOTIKA

MICHAEL DIETZ

SELBST MILCHSAUER EINLEGEN – HALTBAR, LECKER, GESUND

🌐 www.fermentastic.de
🌐 www.kio-food.de

Inhalt

Rezepte

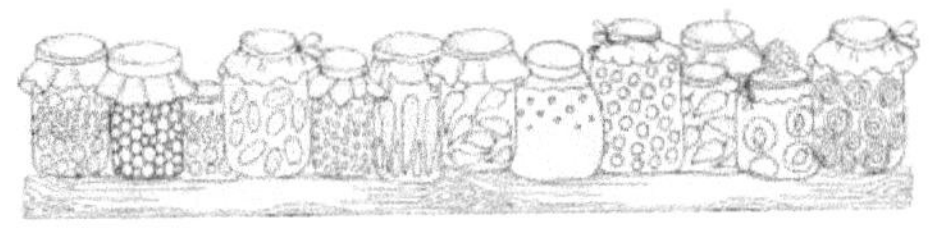

Vorverdautes

Fermentationen begegnen uns von Kindesbeinen an, ohne das wir ahnen welche Vorarbeit die unzähligen Kleinstlebewesen vorher geleistet haben.Wein, Kefir, Joghurt, Sauerkraut, Sojasoße, Schokolade, Kaffee - überall haben Bakterien ihre Spuren hinterlassen und diese guten Rohprodukte in noch bessere Genuss- und Lebens-mittel verwandelt. Doch viele in unseren Gehirnen als „gesund" etiketierte fermentierte Lebensmittel sind heute durch die Pasteurisierung und sonstigen Weiterverarbeitungsprozesse leider nur noch „tote" Industrieprodukte.

Will man lebendige probiotische Lebensmittel essen, ist der beste Weg die Eigenproduktion. Lassen Sie sich von den Bakterien anstecken & Ihren Darm in ein Wohlfühlparadies für wertvolle Mikroben verwandeln.

Dem Leben beim Transformationsprozess zuzuschauen und den Geschmack der Veränderung zu genießen das ist Küchenalchemie im Alltag – Fermentation!

Viel Genuss beim Lesen

Michael Dietz

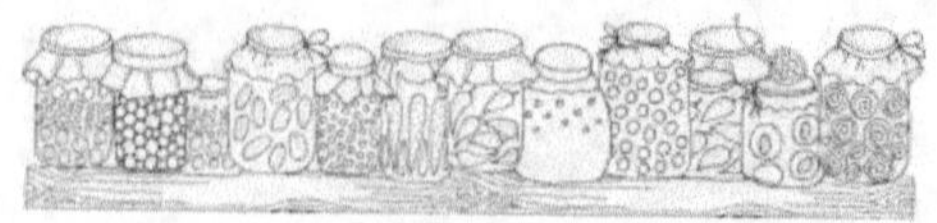

Achtung
Ansteckungsgefahr

In unserem Körper, genauer genommen in unserem Darm befindet sich ein eigenes Universum über das wir in den meisten Fällen genauso wenig Einblick haben

wie in die unendlichen Weiten unserer Galaxie.

Dieses in uns existierende Universum ist bevölkert mit vielen verschiedenartigsten Lebewesen - den Bakterien. Laut Schätzungen sind es 400-500 verschiedene Arten die zusammen 10-100 Milliarden Keime pro Gramm Darminhalt beinhalten. Zusätzlich zu den 10-100 Millionen Bakterien, die in jedem Gramm Darmschleimhaut verwachsen sind. Eine unvorstellbar große Anzahl von Leben das sich in uns tummelt, vermehrt und wieder verwest. Doch von was ernähren sich diese Lebensformen? Wir sind der Wirt dieser Bakterien und mit unserer täglichen Nahrung bestimmen wir auch ihren Speiseplan. Je nachdem wie nährstoffhaltig unsere Mahlzeiten sind, ist auch der Zustand ihrer Darmflora. Das Biotop indem sie ihre eigene Biologie heranzüchten. Unsere Nahrung beeinflußt über unseren Darm das Immunsystem und damit unseren körperlichen, seelischen und emotionalen Zustand.

Dort werden unsere Glückshormone Serotonin hergestellt und daraus wiederum unser Schlafhormon Melatonin.

So wie es vor 60-70 Jahren noch selbstverständlich war das man mehrere Gärtöpfe im Keller stehen hatte und sich daraus mit Probiotika versorgte, so ist es heute ganz selbstverständlich sich mit dem energetischen Gegenteil dem Anti-biotika zu versorgen.

Anstatt die positven Kräfte innerhalb des Immunsystems zu stärken und sie zu befähigen unerwünschte Gäste unschädlich zu machen, greift man heute lieber zum biologischen Dschihad und macht sich selbst unschädlich. In manch schwerwiegenden und akuten Situationen ist Antibiotika unverzichtbar und darf zum Einsatz kommen.

Der alltägliche Gebrauch davon ist nicht nur schädlich, es macht unser System auch resistent und im Ernstfall kann es seine Wirkung nicht mehr voll entfalten. Wissenschaftler haben herausgefunden das sich die Langzeitwirkung von Anti-biotika auf den Darm bis zu 2 Jahren nach Einnahme feststellen lässt. Doch selbst wenn Sie auf Antibiotika verzichten, so ist es in der Massentierhaltung ganz normal und alltäglich ganze Bestände „vorsorglich" damit zu behandeln. Es geht ja auch hierbei nicht um Leben oder Lebensmittel, sondern um Ware. Selbst das hochgepriesene Trinkwasser in Deutschland hat es in sich, neben Chlor, Blei und vielen anderen Schwermetallen steigt auch der Antibiotikaspiegel. Hormone und Krankenhausabwässer runden das Gemisch ab.

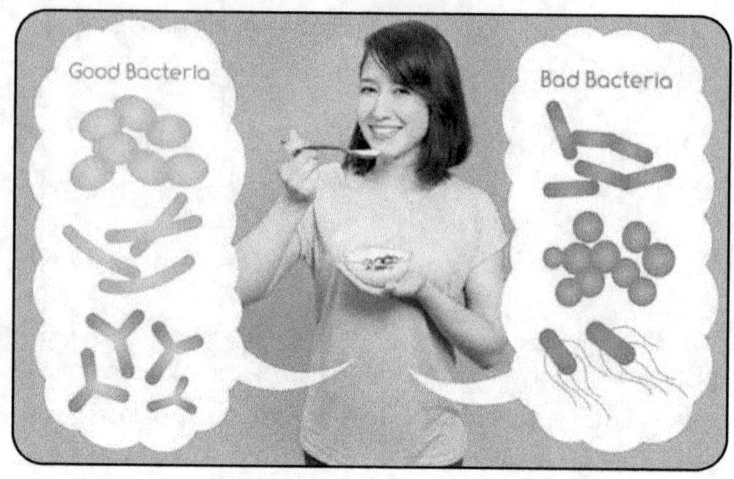

Doch aus jedem Dorf ruft der Chor der Gläubigen, das Mantra der Reinheit. Wasser sei das bestkontrollierteste Lebensmittel und unser Wasser sei sowieso super. Klaro, nur dass diese Auszeichnung „Best kontrollierteste "sich eben nur auf die Stoffe bezieht, die innerhalb der Testung für testenswert erachtet werden. Alles andere kommt in diesen Vorgang gar nicht mit hinein.

Ein verwandtes Szenario findet sich in der Krankheitsbranche wieder. Dort werden alle paar Jahre die Höchstwerte für Cholesterin, Blutzucker und sonstige Marker nach unten korrigiert und zack gibt's ein paar Millionen Kranke mehr, die jetzt schleunigst die neuesten Pillen schlucken dürfen. Ein Schelm, wer Böses dabei denkt. Sollten Sie immer noch dem Glauben anhängen, die Pharmaindustrie sei an Ihrem Wohl interessiert, so wünsche ich gute Besserung.

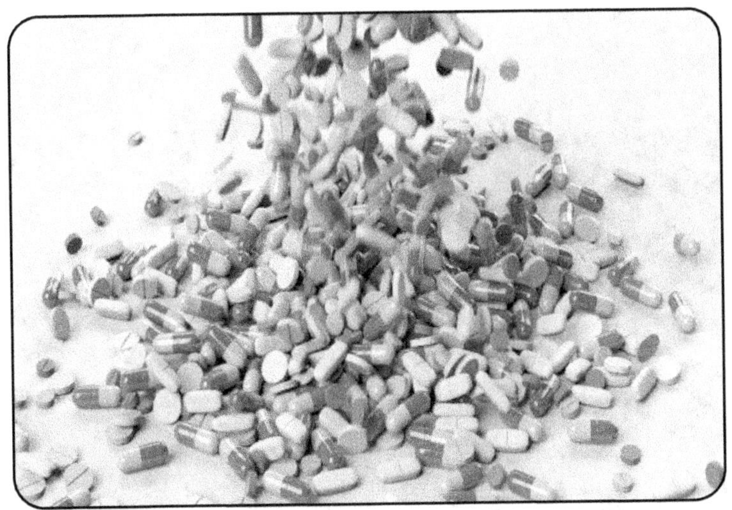

Der Kampf gegen Bakterien in unserer Gesellschaft ist wohl ein Synonym für das Unverständnis von Leben an sich. Es ist Ausdruck einer „Kultur" die Natur ausschließlich als Ressource sieht, als Rohstofflieferant der maximal ausgebeutet werden muss um noch mehr „Gewinn" zu erwirtschaften. Alles was diesen Gewinn gefährdet wird gnadenlos bekämpft. In der Landwirtschaft mit Herbiziden und Pestiziden, die in regelmäßigen Abständen potenziert werden müssen um, der in der Zwischenzeit wieder schlauer gewordenen Natur Herr zu werden. Ein ewiger Kampf mit der Evolution, doch es gibt einen Ausweg aus dem sinnlosen Tanz.

Kooperation mit der Natur und das Verständnis dass wir diese Natur achten sollten – weil wir sie selbst sind.

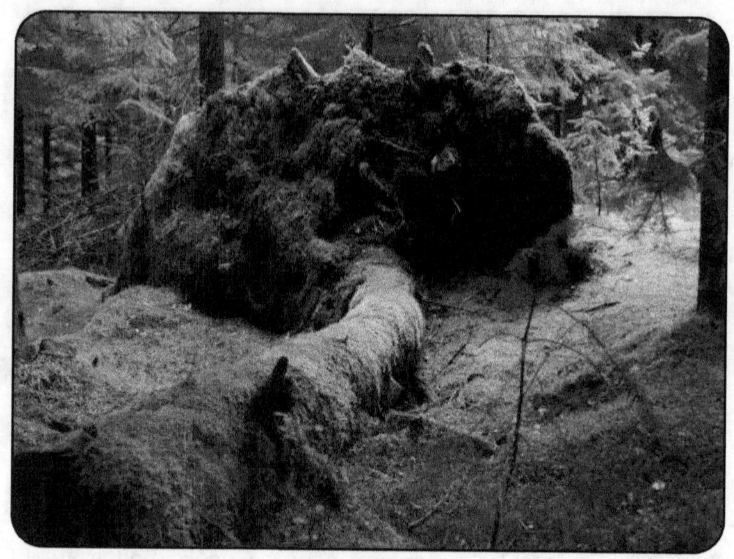

Im Alltag kommen wir ständig mit fermentierten Produkten in Kontakt, ohne das uns dies so recht bewusst ist: aus Milch wird Joghurt & Käse, aus Hefe, Hopfen und Weizen wird Bier, aus Trauben wird Wein & Essig, aus Sojabohnen Sojasoße und aus Kaffeebohnen Kaffee. Fermentierte Lebensmittel sind ständige Begleiter in unserer Ernährungswelt. Überall dort arbeiten Bakterien für uns und verwandeln gute Rohprodukte in noch bessere Genuss- und „Lebens"-mittel. Wir interagieren über Nahrung direkt mit unserer Umwelt. Die Lebensmittel, die wir essen sind ein Resultat aus der Interaktion von Boden, Pflanzen Pilzen, Tieren und Bakterien. Diese wiederum werden zum Teil unseres Körpers. Deshalb fangen vollwertige und gesunde Lebensmittel auch beim Boden an. Ist dieser unbelastet von Schadstoffen und voller Kraft, also Mineralien, dann ist dieser Boden auch von wertvollen Kleinstlebewesen besiedelt.

Diese sorgen für eine gute Durchmischung der Nährstoffe und kompostieren diese Biomasse in eine Geburtsstätte für Leben. Bei der Fermentierung arbeiten wir also mit anderen Lebewesen zusammen und beide Seiten profitieren davon. Der Zusammenhang von Boden, Nahrung und Körper, diese Kooperation von Mensch und Natur, ist den meisten Menschen in unserer technisierten Welt abhanden gekommen.

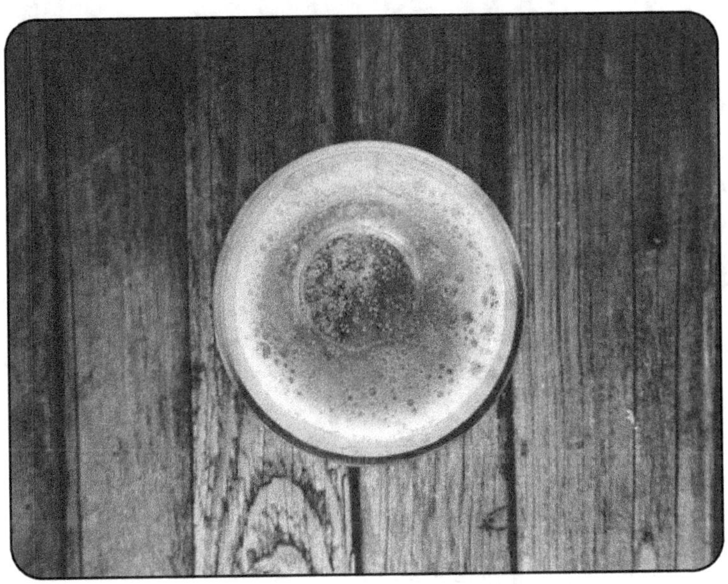

Gleichsam folgt dadurch ein Gefühl der Sinn- und Bedeutungslosigkeit, des Getrennt- und Ungenügendseins. Dies ist der geistige Nährboden, der die Samen des Transhumanismus empfängnisbereit aufnimmt - Verschmelzung von Mensch und Maschine. Optimierungswahn durch technischen Fortschritt, Mikrochips und die geplante Verknüpfung von Ihrem Hirn mit dem Internet. Die Wahrheit ist: Sie sind das Internet und zwar schon lange bevor diese „Erfindung" äußerlichen Einzug in unseren Alltag gefunden hat. Wir kommunzieren permanent und ständig auf vielen Ebenen mit Pflanzen, Tieren, Menschen und darüber hinaus mit Wesenheiten auf anderen Frequenzebenen. Ob Ihnen das zu diesem Zeitpunkt schon bewusst ist oder nicht, spielt dabei überhaupt keine Rolle.

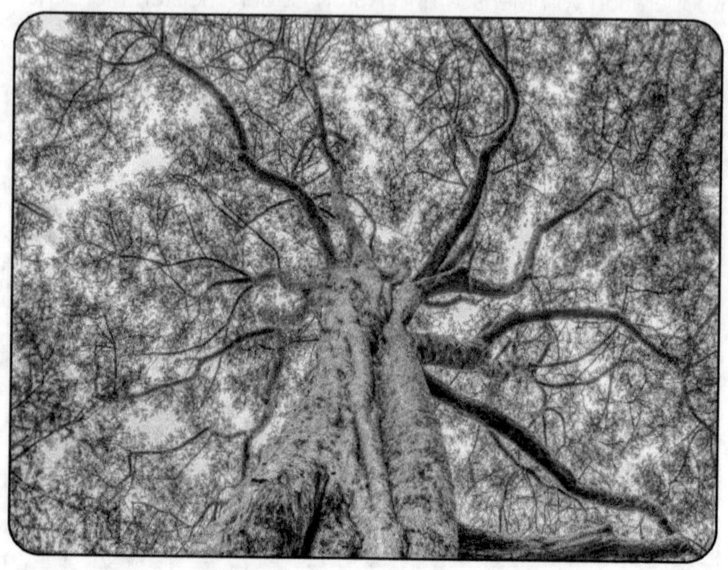

Diese scheinbar so aufgeklärte und hochzivilisierte Gesellschaft, ist in Wirklichkeit nur ein müder Abklatsch von dem, was wir sein können. Unsere natürlichen, geistigen Möglichkeiten übersteigen unsere kühnsten Vorstellungen bei weitem. Stattdessen versucht man uns genau davon abzulenken, mit technischem Firlefanz und sinnlosem Klimbim. Selbstfahrende Autos und intelligente Haushaltsgeräte. Wie wäre es stattdessen mal vom Hirnbesitzer zum Hirnbenutzer zu werden? Das was uns als Mensch ausmacht ist unsere angeborene, aber überlagerte Herzintelligenz & Intuition und das ist etwas komplett anderes als Bildung. Fermentation bringt uns wieder in Kontakt zu uns selbst, es entfernt den Spam und spielt neue Updates auf Ihr System, so dass Sie wieder lebendig laufen und nicht im Sumpf einer künstlichen Welt vergessen wer Sie sind.

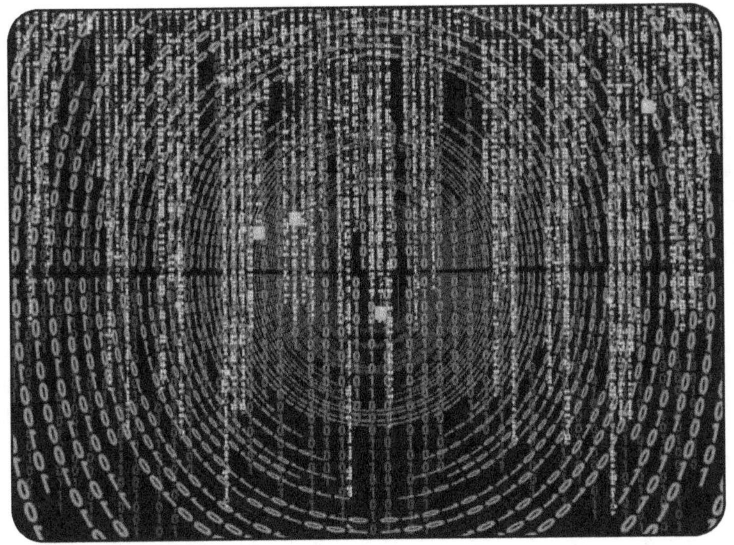

Wer den Impuls des Aufwachens in sich spürt, den Zweifel der sich mehrt und wie eine Dominokette Ihr gesamtes geistiges Paradigma niederreisst, dem empfehle ich kleine Mengen fermentierte Lebensmittel täglich zu essen. Denn hinter all dem kollektiven Wahn, liegt das Zuhause in Ihnen. Jenseits von Führern, Religionen und gesellschaftilichen Normen, hinter all den Gedanken und Gefühlen, hinter all dem Suchen.

Am Ende gelangen wir zur Transzendenz, die Geisteshaltung die über Gut & Schlecht hinaus geht. Die beide Pole einer polaren Welt erkennt, akzeptiert und versteht, dass es das Eine ohne das Andere nicht geben kann. Das mühselige Streiten um

Meinungen und Standpunkte wird niemals enden oder auch nur zu einem konstruktiven Ergebnis führen, wenn man sich aufreibt im Schraubstock einer getrennten Weltwahrnehmung.

Zurück in den Boden der Tatsachen. Natürlich entsteht durch die industrialisierte Landwirtschaft viel mehr Nahrung als in den Jahrhunderten zuvor und es gibt faktisch an sich keinen Grund das irgendein Mensch auf der Erde hungern müsste. Doch die meist egozentrierte, nach Gewinnmaximierung strebende Industrieelite interessiert sich für Aktienkurse, Absatzmärkte und Zielgruppen. Weniger für die gerechte Verteilung von Resourcen und noch weniger für die Beziehung zu Mutter Erde. Wie lange dieses auf Unwissenheit und Angst basierte Ausbeutungsprogramm noch funktionieren wird, bleibt abzuwarten.

Die Abhängigkeit von diesem System übersehen wir im Alltag gerne, solange alles funktioniert machen wir uns keine Gedanken. Wenn in den Großmärkten und Großlagern morgen früh die Kühlkette aufgrund von Störungen im Stromnetz ausfällt, die LKW´s auf der Autobahn stehen bleiben, weil kein Benzin mehr gezapft werden kann und die Regale leer bleiben in den Supermärkten, ist das Chaos vorprogrammiert. Alles basiert auf einer äußerst fragilen, weltweiten Infrastruktur. Wohl dem, der auch nur ein paar gefüllte Gärtöpfe sein Eigen nennt. Der Wert der einfachen Dinge wird oft in der Not besonders deutlich. Die Achtung und der Respekt vor den natürlichen Ressourcen wie Wasser, Boden, Tieren und Sauerstoff, der respektvolle Umgang damit sollte uns als echte Menschen wieder mehr bedeuten als Einkaufszentren angefüllt mit dem neuestem Elektroschrott. Wird uns unsere Abhängigeit von der Natur bewusst behandeln wir sie auch wertschätzender und mit Dankbarkeit. Wir haben uns als menschliche Wesen mit den Tieren, Pflanzen und den dazugehörigen mikrobiellen Bodenmileus co-entwickelt. Nicht ist von einander getrennt, alles beeinflußt alles in gegenseitiger Wechselwirkung. Das ist die Geschichte unserer Involution in Kombination mit dem dynamischen Prozess zwischen vielen verschiedenen Spezies.

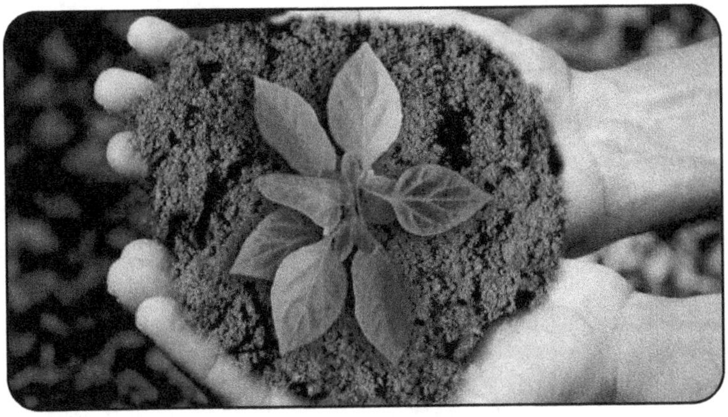

Anstatt uns immer mehr vom Lebensnetzwerk abzukoppeln, sollten wir uns wieder auf die Interaktion mit dem Lebendigen in unserer Welt besinnen. Selbst zu fermentieren ist ein Weg, der uns ein gutes Stück unabhängiger von Kühlkette und Industriefutter macht und darüberhinaus in Kontakt bringt mit dem Bewusstsein das alles miteinander verbunden ist. Analog zu diesem Ackerboden auf unseren Feldern ist unser Darm also unser innerer Boden und Kompostbiotop in dem unser Leben gedeihen kann. Wie wäre es mit also Lebensmitteln die diesen Namen verdienen - mehr Qualität statt Quantität. Diese Qualität werden wir auch in uns spüren mit dem Resultat von Wohlbefinden und Harmonie.

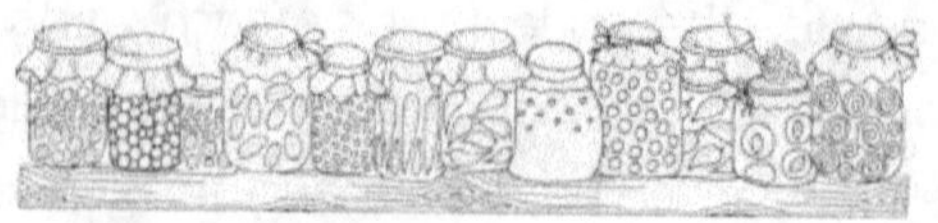

Es war einmal – Geschichte der Vergärung

Fermentation und damit Haltbarmachung haben Menschen schon immer betrieben, es sind uralte Traditionen die uns aus allen Kulturen der Geschichte bekannt sind. Doch auch schon bevor sich der Mensch diese Technik zueigen machte, gab es Fermentationen, es ist ein Erfolgsrezept und Evergreen der Natur. Seit über 450 Millionen Jahren leben Landpflanzen zusammen mit Mikroorganismen und Insekten auf der Erde. Ein gigantischer Zeitraum, in dem sich die Komplexität des Lebens entwickelt hat. Wenn Pilze umgestürzte Bäume zersetzen und dadurch wertvollen Humus produzieren, so bereiten sie dadurch den Nährboden für die nächsten Pflanzengenerationen. Durch das Zusammenspiel von Pflanzen und Boden entsteht ein Energietransfer, der für beide Seiten von Vorteil ist. Symbiosen von Bakterien und Pflanzen sind eher die Regel als die Ausnahme. Die Pflanze gelangt über die Bakterien an Nährstoffe, die sie sich alleine nicht erschließen könnte und die Bakterien werden dafür von der Pflanze mit Energie versorgt, die sie sich über Photosynthese zugänglich gemacht hat. All dies sorgt für ein perfektes, lange eingeübtes und sich immer wieder veränderndes Zusammenspiel unterschiedlichster Komponenten für das sich der Mensch relativ wenig interessiert.

So wie in unserem Darm unzählige Lebewesen existieren derer wir uns nicht bewußt sind, so betreten wir ebenfalls überaus bevölkerten Boden wenn wir durch die Natur laufen. Allein unter der Fläche unserer Füße auf einem Waldboden befinden sich mehr Lebenwesen als es Menschen auf der Erde gibt.

Über Jahrtausende entsteht durch das orchestrale Zusammenspiel von vielen verschiedenen Kräften und Lebewesen wertvoller Boden. Sauerstoff, Wasser, Mikroorganismen, Pilzen, Flechten, Algen und Tieren verwandeln einfaches Gestein in Humus. Er bildet die organische Grundlage, hauptsächlich Phosphor und Stickstoff, die für das Wachstum von vielen Pflanzenarten grundlegend sind. Es schützt den Boden vor Erosion, dient als Wasserspeicher und gleicht Temperaturschwankungen aus.

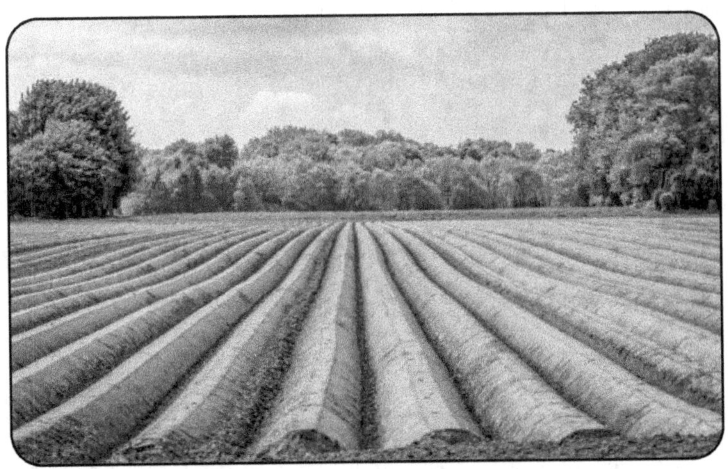

Doch der jahrzehntelange Düngeeinsatz auf unseren Ackerböden hat Spuren hinterlassen. Durch die Industrialisierung landwirtschaftlicher Prozesse wie flächendeckenden Düngemitteleinsatz, die Nutzung von großen und schweren Landmaschinen, welche die Hummusschichten zerstören, sowie der massive Anbau von Monokulturen, verliert der Boden den Großteil seiner ursprünglichen Kraft. Die Zahlen machen deutlich wie sehr ein Umdenken auch in der Landwirtschaft erwünschenswert ist: 90 % aller landwirtschaftlichen Flächen in Deutschland sind entmineralisiert.

Das bedeutet zwingenderweise, das die darauf angebauten Pflanzen natürlich ebenfalls nicht mehr so kraftvoll sind wie noch vor 70 oder 100 Jahren. Der Mensch hat über lange Zeit das Bewusstsein für den Boden als Grundlage für hochwertiges Pflanzenwachstum verloren. Doch die Zeiten ändern sich bereits wieder. Immer mehr Landwirte und Bodenbewirtschafter erkennen wieder den Zusammenhang von guten Produkten und Boden – die ersten 30 Zentimeter der Erde sind ein fantastischer Lebensraum für Millionen von Pflanzen und Tieren die gemeinsam seit Urzeiten für Leben sorgen.

Kehren wir zurück an den Küchentisch. Wenn wir Lebensmittel nicht rechtzeitig verzehren, so übernehmen dies mit Sicherheit die Mikroben. Diesen Vorgang kennt jeder aus dem eigenen Kühlschrank oder der Vorratskammer bei dem die Bakterien in allen Farben schimmernd sich über die Speisereste hermachen. Bei der Fermentation machen wir uns diesen Umstand zunutze. In Zeiten des Nahrungsüberflusses entstand die Notwendigkeit, Gemüse und vieles anderes haltbar zu machen um es in Zeiten des Mangels nutzen zu können. Doch auch schon zuvor kam Vorverdautetes auf den Tisch. Von vielen Jagdvölkern ist bekannt das sie den fermentierten Mageninhalt der erbeuteten Tiere verzehrten, sowie es heute auch noch bei den Inuit gebräuchlich ist die mit Meeresgemüse gefüllten Mägen von Robben als Chlorophyllquelle zu nutzen. Von den finnischen Lappen ist bekannt, das sie Tiermägen nutzten um darin gesammelte Pflanzen und Blätter gären zu lassen. Das Vergraben in Erdlöchern um Gemüse, Obst, Fleisch und Fisch haltbar zu machen, ist ebenso alt wie weit verbreitet. Durch eine solche Einlagerung konnte man beispielsweise Getreide über Jahre hinweg haltbar machen, aber auch unter den Tieren ist die Vorliebe für Fermentiertes bekannt: Der Königshappen für den Löwen ist das vorverdaute Steppengras aus dem Atilopenmagen.

Der Königshappen für den Löwen ist das vorverdaute Steppengras aus dem Atilopenmagen.

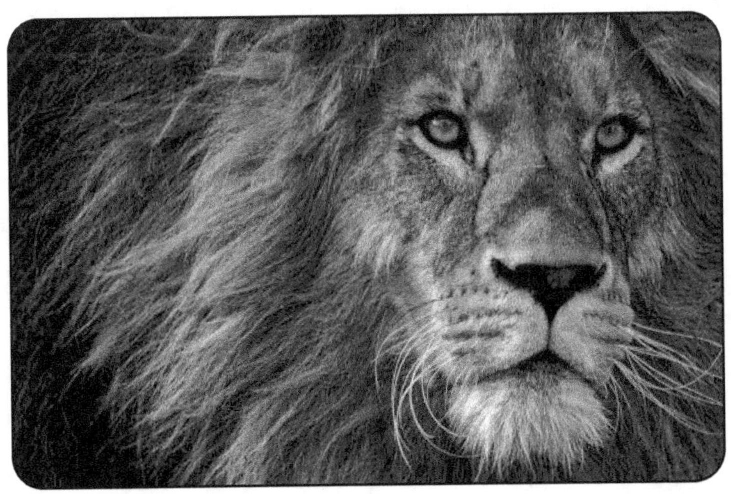

Es gibt viele Begriffe für den Fermentationsvorgang: Einlegen, Pökeln, Vergären, Einsäuern, Picklen, Einmachen, Einlegen usw. Viele Lebensmittel, die wir in unserer westlichen Weise schnell als „gesund" eingestuft haben, werden in ihren Herkunftsländern erst durch den Fermentationsprozess zu „gesunden" Lebensmitteln. Ich verwende den Begriff „Gesund" daher ungerne, weil er impliziert, das ein bestimmtes Produkt automatisch immer und für jeden gut ist. Das widerspricht jedoch dem Verständnis der Traditionellen chinesischen Medizin oder der Ayurveda, sowie vielen anderen ursprünglichen Lehren. Für wen ist was, wann, wo & wieviel von etwas Bestimmten wie geeignet – sind die Fragen die, dort gestellt werden. Fragen Sie sich also, oder besser spüren Sie wirklich ehrlich in sich hinein, ob eine Mahlzeit Ihnen bekommen ist oder nicht.

Die alten Griechen hatten das Gespür, dass eingelegte Oliven ihnen besser bekommen als roh.

In Japan wurde aus einer ungenießbaren Aprikose durch das Einlegen in Salz, eine hochwertige Superaprikose, die als Umeboshi weit verbreitet ist. Die Römer hatten auf ihren langen Märschen durch Europa ebenfalls gepöckeltes Fleisch dabei ebenso wie die wilden Reiterstämme Mittelasiens. In heißen Klimazonen konnten und werden heute immer noch Lebensmittel vor dem Verderb bewahrt und in nordischkalten Gebieten wird damit während der langen kargen Wintermonate der Bedarf an frischen Nährstoffen gedeckt.

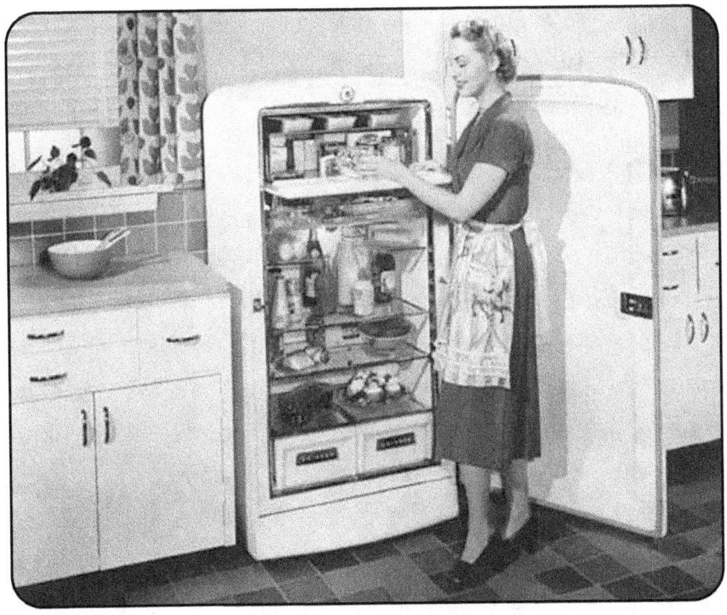

In unserer Zeit hat die Funktion des haltbaren Aufbewahrens der Kühlschrank und die Konservendose übernommen. Eine Küche ohne Kühlschrank ist für uns absolut unvorstellbar, doch seine Geschichte ist noch nicht so alt. In den 50er Jahren des letzten Jahrhunderts war er noch ein Luxusprodukt für gut Betuchte, die meisten Menschen nutzen Gemeinschaftskühlhäuser in ihren Wohnorten. Davor wurde in Gewässern oder Erdlöchern gekühlt. Erst in den 60/70er Jahren fand er langsam seinen Einzug in die Häuser und Wohnungen der Menschen aller Bevölkerungsschichten und wurde allmählich Standard und unverzichtbar. Er veränderte nicht nur die Möglichkeiten des Speiseplans, sondern ganz allgemein die Art mit Lebensmitteln umzugehen. Wo Frau vorher noch täglich einkaufen gehen und aufwendig vorkochen musste, konnte sie jetzt bequem Speisen kühlen und vorrätig halten.

Die alten und traditionellen Arten Lebensmittel haltbar zu machen, wie pökeln, räuchern und einmachen, gerieten langsam in Vergessenheit. Die Millionen von Gärtöpfen in den Kellern unserer Vorfahren gefüllt mit Gurken, Kraut und Gemüsen aller Art gerieten in Vergessenheit. Die Küche wurde industrialisiert und die Frauen, die zunehmends auch ihr eigenes Geld verdienten, hatten auch immer weniger Zeit und Interesse, sich um diese „unnötigen" Arbeiten zu kümmern. Gleichzeitig wuchs das Angebot von Speisen und Konserven beim Lebensmittelhändler und so verschwand Stück für Stück ein wertvolles Stück europäischer Küchenkultur. Doch ganz ausgestorben ist es nie, hier und da gärt es im Untergrund. Inzwischen ist es sogar wieder Trend und modern auf diese alte Art und Weise Lebensmittel zu veredeln. Länder wie Japan und Korea haben erst gar nicht damit aufgehört und es gehört dort zu den alltäglichen Gewohnheiten fermentierte Speisen mit auf den Tisch zu bringen. Shoyu, Miso und Kim Chi sind alltägliche Begleiter in den Küchen in Fernost. Keine Mahlzeit ohne eingelegte Beilagen. Das Prinzip ist das gleiche, Fermentation funktioniert hier wie dort – einzig Zeit, Know-How und die richtige Einstellung sind erforderlich.

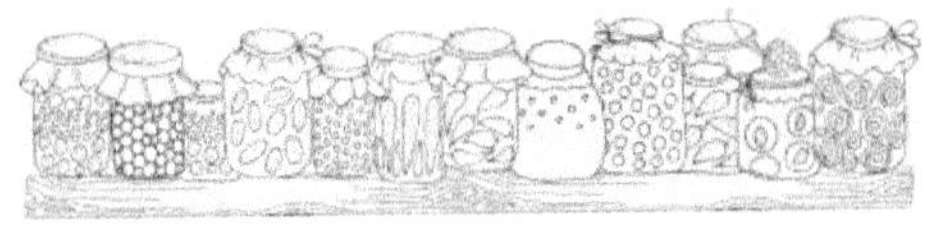

Was ist Fermentation?

Mit Fermentation beschreibt man den Prozess in dem Mikrolebewesen, sogenannte Mikroben Lebensmittel bis zu unterschiedlichen Graden vorverdauen und dadurch die allgemeine Nährstoffverfügbarkeit verbessert wird. Durch die Einflussnahme des Menschen in der Küche kann man diesen Prozess auch als gesteuertes „Verderben" bezeichnen. Nur dass es eben nicht „schlecht" wird, sondern haltbar. Die Bakterien, die wir bei dem Verzehr von Lebendkulturen zu uns nehmen, helfen bei der Verdauung und bilden viele schützende Verbindungen in unserem Darm.

Irgendwie ein beklemmender Gedankem, dass Kleinstlebewesen Nahrungsmittel verzehren und wir diese dann essen. Die Angst vor Bakterien ist weit verbreitet und wird durch Medien und Werbung noch geschürt. Dort warnt man uns vor bakteriellen Krankheitserregern und preist anti-bakterielle Reinigungsprodukte wie Wunderwaffen. Doch in Wahrheit sind uns die allermeisten wohlgesonnen und es lohnt sich mit ihnen Freundschaft zu schließen. Durch das permanente Abtöten der allermeisten Bakterien schwächen wir unser Immunsystem, da die „guten" Bakterien, die uns gegen die krankheitserregenden schützen würden, gleich mitgetötet werden. Die Evolutionsspirale wird durch den übermäßigen Einsatz von Anti-mikrobiotika ebenfalls angeheizt, da Bakterien aufgrund ihrer genetischen Wandlungsfähigkeit, schnell resistent und somit schlauer werden. Wir dürfen uns bewusst werden, dass Bakterien keine Feinde sind sondern vielmehr unsere biologischen Vorfahren und die Grundlage allen Lebens. Die Einteilung von Bakterien in „gut" und „schlecht" ist ebenso wenig hilfreich, wie die Welt in schwarz und weiß einzuteilen. Alles hat seinen Sinn und seine Bedeutung. Letztlich ist der richtige Bakterienmix wichtig für unser Wohlergehen, ebenso wie es wichtig für unser Leben ist, unterschiedliche Erfahrungen zu machen.

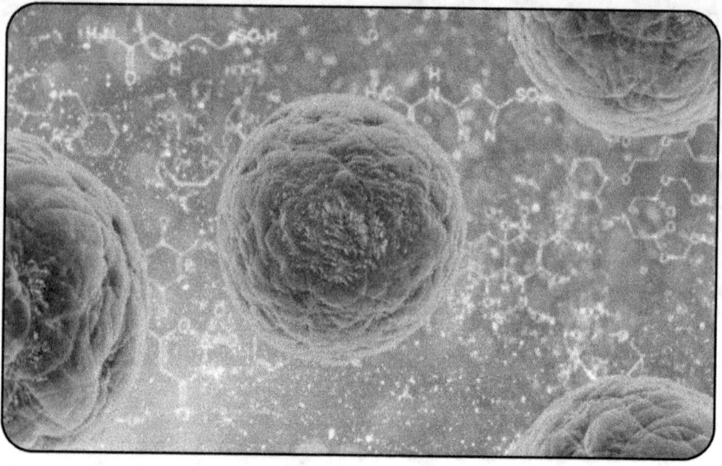

Wir sind als Mensch ein eigener Planet für Bakterien und Mikroben aller Art. Lebendkulturen in fermentierten Lebensmitteln sind anpassungsfähig, sie treten in vielfältige

Interaktion mit dem vorhandenen Milieu, das heißt unserem Darm, wenn wir sie gegessen haben. Unsere Darmmikrobiota und die Schleimhautzellen werden durch diese Wechselwirkung angeregt und wirken sich somit positiv auf unser Immunsystem aus.

Durch den Verzehr von Probiotika wird die Produktion von Immunglobulin A angeregt – Eiweiße die zum Immunsystem gehören - welche an den Schleimhäuten eine Schutzschicht gegen Krankheitserreger bilden damit diese nicht weiter in den Körper eindringen.

Darüber hinaus werden Fresszellen, sogenannte Makrophagen und Lymphozyten aktiviert, die beide für die körpereigene Abwehr von großer Bedeutung sind.

Technisch betrachtet werden durch Fermentation organische Stoffe mittels Bakterien oder Hefen mit Ausschluss von Sauerstoff aufgespalten. Dadurch dass wir den Rahmen durch Umgebungstemperatur und Art der Rohprodukte vorgeben, steuern wir eine geplante Fäulnis, die Rohprodukte entweder fermentieren oder verderben lässt.

Die bekanntesten Mikroorganismen sind die Milchsäurebakterien, die sich auf allen Gemüsen befinden und die Energie dadurch gewinnen, dass sie Kohlenhydrate in Milchsäure umwandeln. Diese Milchsäurebakterien befinden sich in unserem ganzen Darm und schützen den Verdauungstrakt vor schädlichen Mikroorganismen. Sie befinden sich auch auf allen Gemüsen und im Sauerstoff wieder und schützen in fermentierter Form auch die Gemüse vor unerwünschten Mitessern. Mit der Ernte oder einer Verletzung der Pflanze beginnt der Verfall der durch die Bakterien eingeläutet wird. Fermentation bedeutet also das wir einer bestimmten Mitkrobenpopulation dazu verhelfen sich zu vermehren und gleichzeitig der anderen den Lebensraum zu nehmen.

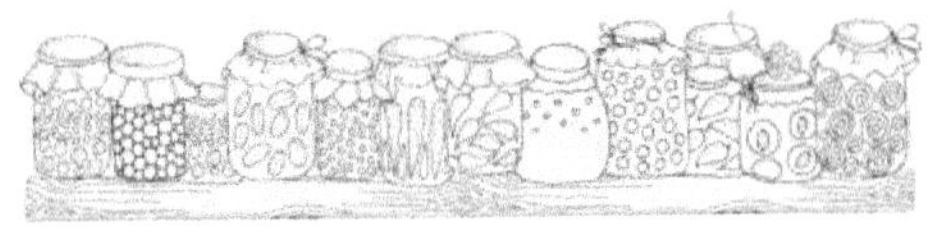

Vorteile Gesundheit

Kultur – vom lateinischen cultura und dessen Ableitung colere – bedeutet „den Acker bestellen".

Je gesünder Ihr Darm – das heißt ein gesundes Gleichgewicht guter Darmbakterien - umso gesünder sind auch Sie.

Je vielfältiger Ihr mikrobiotischer Speiseplan aussieht umso widerstandsfähiger ist auch Ihr Immunsystem und umso besser können Sie gute Lebensmittel, Vitamine und Nährstoffe überhaupt erst aufnehmen. Durch jahrzehntelangen Konsum von industrieller, ihrer Nährstoffe und Lebenskraft beraubter Nahrungsmittel ist der Zustand der westlichen Därme in keinem besonders erbaulichen Zustand. Die heutige allgemeine Eiweißmast durch zuviel und qualitativ minderwertiges tierisches Eiweiß aus Massentierhaltung fördert hingegen das Wachstum der „schädlichen und pilznahen" Form im Darm und sorgt somit für die Grundlage von vielen chronischen Krankheitsprozessen.

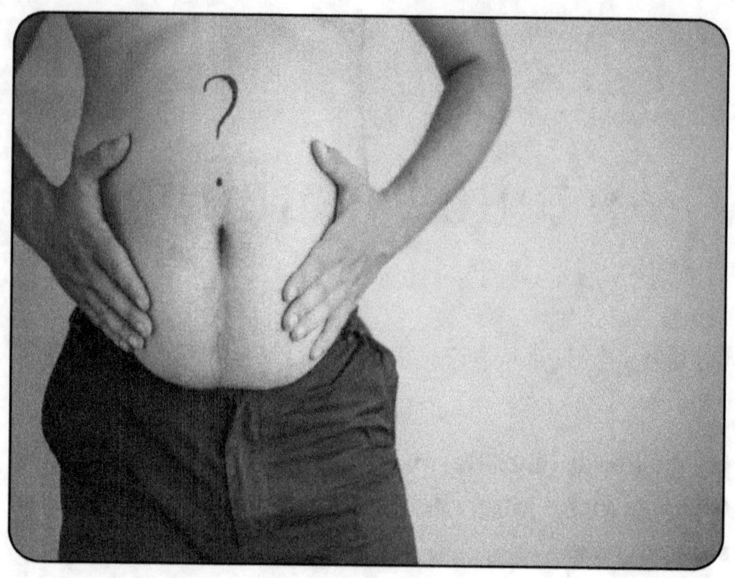

Unverdaute Eiweiße, die sich bei vielen Menschen durch den sogenannten „Kotbauch" ausdrücken, belasten das Immunsystem ganz erheblich, welches in der Folge zu elementaren Störungen im Zusammenspiel von Blut und Gewebe führt. Der Nährstoff- und Sauerstofftransport wird schon durch ein leicht saures Milieu erschwert und die Erythrozyten – die roten Blutkörperchen - büßen ihre Beweglichkeit ein. In der Folge kommt es zu Verstopfungen in den feinsten Kapillargefäßen. Diese Blockaden in der Mikrozirkulation sind ursächlich für die Übersäuerung der Gewebe und ein zentraler Krankheitsfaktor. Durch die gestörte Mikrozirkulation verändert sich das Verhältnis von Mikroben zu den parasitären Bakterien, die durch ihren Eiweißhunger besten Nährboden zur Ausbreitung vorfinden. Sie entscheiden also täglich welche Gesellschaft Sie sich mit

Ihrer Nahrung heranzüchten wollen. Unsere für uns „normalen" Ernährungsgewohnheiten sorgen leider automatisch dafür dass die positiven Populationen in unserem Darm chronisch im Abwehrkampf stehen. Eine ganzheitliche Darmreinigung ist hier das Mittel der Wahl um die Kanäle wieder freizumachen und von jahrealtem Ballast zu befreien. Ansonsten nützen auch die millionenfach gekauften Nährstoffergänzungen und Superfoods wenig. Der Großteil verschwindet einfach wieder in der Toilette ohne Wirkung in unserem Körper entfalten zu können. Durch den regelmäßigen Verzehr von probiotischen & selbstgemachten Lebensmitteln bekommen wir auch die Verdauungsenzyme die als Grundlage für die Aufnahme nötig sind. Aber es gibt noch einige weitere Vorteile.

Durch den Fermentationsvorgang werden Lebensmittel sozusagen vorverdaut, dadurch werden sie besser bekömmlich und dies steigert die Aufnahme von Vitamin A und C. Die Neurotransmitter in unserem Gehirn werden ebenfalls von probiotischen Lebensmitteln beeinflußt. Sie reduzieren Stresshormone und dies steigert unsere Laune. Darüberhinaus werden unsere Glücklichmacher Serotonin und das daraus entstehende Melatonin, das Schlafhormon zu 80-90 % in unseren Darminnenwänden produziert.

Wollen Sie also die biochemische Grundlage für gute Stimmung schaffen, so sorgen Sie dafür, dass es den vielen Lebewesen in Ihren Gedärmen gut geht.

Im Darmtrakt sollte ein Verhältnis von ca. 85 % guten und ca. 15 % der schädlichen Bakterien siedeln. Bei den meisten Menschen ist heutzutage aber ein umgekehrtes Verhältnis

Realtität und durch diesen chronisch ungesunden Zustand ist der Nährobden für Krankheiten aller Art gegeben. Kleine Mengen eingemachter Speisen zum Essen gegessen, bieten also einen besserern Schutz vor gefährlichen Mikroben, eine bessere Energieumwandlung der aufgenommenen Nahrung über die Darmwände ins Blut und ganz allgemein eine Stärkung der Darmflora. Fermentation verbindet uns, über alle gesundheitlichen Effekte hinweg, mit einer Zeit in der, der Alltag der Menschen noch mehr von den Zyklen der Natur bestimmt wurde.

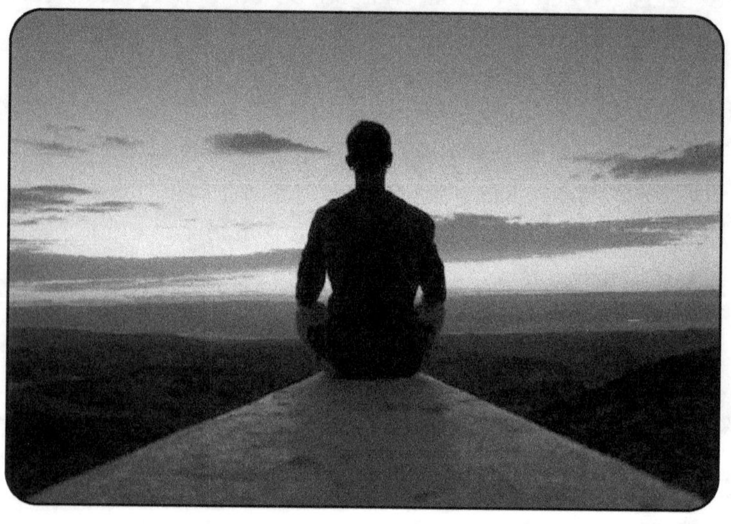

Es verleiht ein natürliches Gefühl für Verbundenheit und Erdung. Die Beschäftigung damit bringt uns unserem innneren Gefühl für Rhythmus und Intuition in sehr lebendiger Weise näher. Fermentierte Lebensmittel sind Teil der weltweiten Esskultur. So werden zu Speisen auch stets etwas Eingelegtes serviert. Mit den verschiedenen Geschmacksrichtungen werden unsere Organe angesprochen und angeregt. Mit etwas mildscharfem, eingelegtem Ingwer wird das Verdauungsfeuer aktiviert und hilft somit unserem inneren Kochtopf bei der Umwandlung von Materie in Energie. Mit etwas Schärfe bringen Sie außerdem Dynamik in eher „träge" Lebensmittel wie Bohnen & Linsen. Mit dem säuerlichen Geschmack kommunizieren wir mit der Leber, die bei jedem Essvorgang beteiligt ist. Wer mehr über die Zubereitung im Sinne der alten 5 Elemente Lehre erfahren möchte, empfehle ich das Buch "Die Chi Küche – energetisch kochen & leben". Dort geht es vor allem um das richtige Verständnis und die Bedeutung von Säuren & Basen für unsere Gesundheit. pH-Werte spielen immer eine entscheidende Rolle dabei, wieviel Energie wir haben und wie wir uns fühlen. Da aber die meisten Dinge, die wir über den Tag verteilt zu uns nehmen sauer sind brauchen wir auch ab und zu mal ein paar ausgleichende Elemente. Einige Fermentationsprodukte wie dunkles Miso, Tamari oder Shoyu sind basisch, manche sind nur sehr schwach sauer wie Ume Su. Je mehr Sie mit Salz, Gewürzen, Kräutern und Ölen arbeiten und vor allem Zeit in den Vergärungsvorgang investieren, umso mehr steigt auch der ph Wert der eingelegten Produkte. Wenn Sie mit Zucker und Essig arbeiten, die beide sehr sauer sind, wird sich der pH Werte der meisten Lebensmittel nach unten bewegen, je nachdem was sie einlegen. Sie können also sehr saure Lebensmittel wie Tomaten, Paprika und Auberginen pH-technisch aufwerten, in dem Sie diese mit Salz usw. einlegen. Andersherum können Sie aber auch Vollreis, der nur schwach sauer ist, mit Salz noch etwas nach oben fermentieren oder mit Zucker nach unten. Je nachdem, was Sie persönlich gerade benötigen können Sie fermentierte Speisen nutzen, die durch ihre Schärfe anregend sind und etwas Feuer in Ihr Leben bringen. oder Sie verwenden sehr lange fermentierte Produkte um sich zu stärken und zu regenerieren, wie z.B. Miso. Mit kurz fermentierten Pickles ergänzen Sie schwere Mahlzeiten zur besseren Verdauung und um Dynamik in Ihr System zu bringen - vorzugsweise in der warmen Jahreszeit und umgedreht die kräftigen, salzigen Fermentationen im Winter oder zu leichten Gerichten. Es geht immer um Balance!

Die gesundheitlichen Vorteile im Überblick:

- macht Vitamine besser verfügbar

- regt Appetit und Verdauung an

- beruhigt das Nervensystem

- verbessert die Aufnahme von Eisen

- unterstützt die Fettverdauung

- macht Eiweiße besser verdaubar

- kann Schleimansammlungen lösen

- aktiviert die Bauchspeicheldrüse

- reinigt das Blut

- stärkt das Immunsystem

- verhilft zu guter Haut

- macht chemische Konservierungsmittel überflüssig

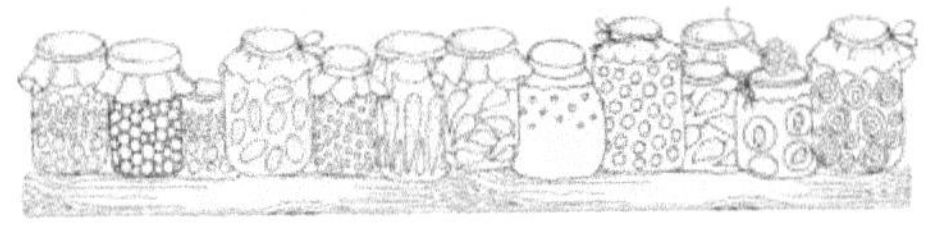

Was ist zu beachten

Fermentation ist immer etwas anders, abhängig von ihrem Wohnort und den damit verbunden Temperaturschwankungen. Über das Fermentieren kommt man in Kontakt mit dem echten Leben und es ist nicht genau vorhersehbar. Es ist wichtig ein paar grundlegende Regeln zu beachten, aber bleiben Sie spielerisch dabei. Es geht hier nicht um eine Doktorarbeit.

Viele fermentierte Produkte, die Sie im Laden kaufen können sind pasteurisiert und damit weit über 47 Grad erhitzt, um sie haltbar zu machen. Doch die Lebendkulturen der Milchsäurefermentation überleben diesen Vorgang nicht und stehen Ihnen damit auch nicht mehr zur Verfügung.

Ein weiterer Grund warum die ehemals „gesunde" Buttermilch oder der Kefir in präpasteuren Zeiten also vor 50 &60er Jahren des letzten Jahrhunderts noch ein Lebensmittel war. Achten Sie beim Kauf also auf den Vermerk „unpasteurisiert" oder legen Sie selbst Hand an.

Achten Sie auf Vielfalt. Essen Sie verschiedene Fermentationen aus unterschiedlichen rohen Zutaten. Übertreiben Sie es nicht und genießen Sie fermentierte Produkte in Maßen. Fermentierte Lebensmittel eignen sich herrvorragend, um sie mit anderen Speisen zu kombinieren und Gerichte zu veredeln. Bauen Sie ihre nächste Rotweinsoße mit Mixed Pickles auf oder ergänzen Sie ihre Gemüsepfanne mit eingelegten Okraschoten und fermentierten Chillis. Fermentation braucht Zeit und Geduld, aber die Arbeit übernehmen die vielen Bakterien, sie müsssen ihnen nur das entsprechende Umfeld anbieten.

Man braucht für seine eigene Fermentationswerkstatt keine allzu große Ausstattung und die Anschaffungskosten für Gefäße und Gärtopfe sind sehr überschaubar, je nachdem mit wieviel Rezepten man beginnen möchte.

Wichtig ist vor allem Sauberkeit und ein Platz in ihrem zuhause der dafür gut geeignet ist. Je besser das Rohprodukt das Sie für Ihre Fermentation einkaufen, umso besser ist natürlich auch das Ergebnis. Ich empfehle Ihnen aus eigener Erfahrung Gemüse einzukaufen, das nach Bioland oder Demeter Richtlinien angebaut wurden. Diese beiden haben für mich in Sachen Bio die größte Glaubwürdigkeit und die Möglichkeit wertvolle Lebensmittel zu erhalten, ist am größten. Minderwertige Gemüse, die noch dazu mit Chemie behandelt wurden, fehlt es an etwas Wesentlichem für unser Vorhaben – den lebendigen Bakterien – ohne diese geht es nicht. Verwenden Sie zum Einlegen sauberes Salz wie z.B. Kristallsalz oder aus einer sonstigen Quelle natürlichen Ursprungs. Die Hauptsache ist, Sie kaufen keinerlei industrielles Tafelsalz.

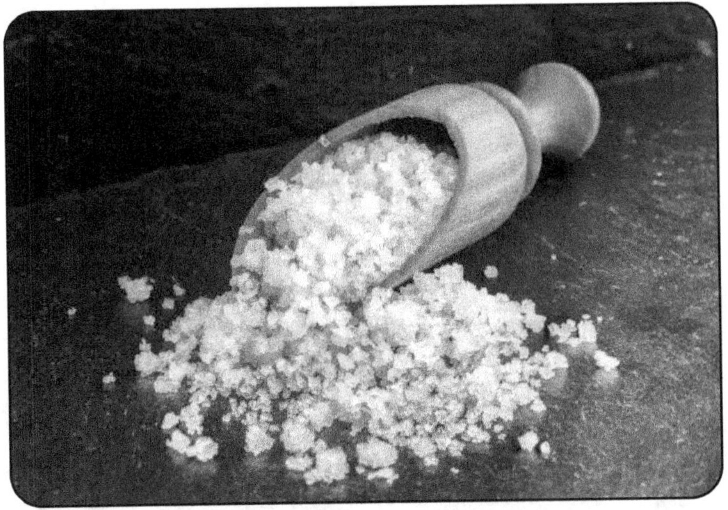

Damit schaden Sie sich und den Lebe+wesen in Ihrem Darm. Verwenden Sie sauberes Quellwasser oder filtern Sie Ihr Leitungswasser mit einem leistungsstarken Filtergerät. Auf der Webseite **www.ikofilters.com** finden Sie Informationen zu dem Filtersystem welches ich selbst verwende.

Wenn Sie mit Miso, Shoyu & Co. fermentieren, verwenden Sie ebenfalls ausschließlich hochwertige Produkte von Marken wie Arche, Lima, Ruschin oder Clearspring – wichtig ist bei Miso die Kennung „unpasteurisiert". Keinesfalls sollten Sie im Asialaden einkaufen um sich mit diesen Produkten scheinbar günstiger zu versorgen.Es handelt sich dort in aller Regel um unbrauchbare „tote" Ware.

Rezepte mit Gemüsen sind relativ einfach, da sich die für die Fermentation notwendigen Milchsäurebakterien bereits auf dem Gemüse befinden und im Vergleich zu anderen Bakterien salztolerant sind.

Wir bieten den Milchsäurebakterien ein leicht salzige Heimat innerhalb der sie sich vemehren können und um die unerwünschte Konkurenz auszuschalten

Die Milchsäurebakterien machen sich an die Arbeit und beide Seiten profitieren: die Mikroben ernähren sich und wir bekommen dafür schmackhaftes und lang haltbares Gemüse.

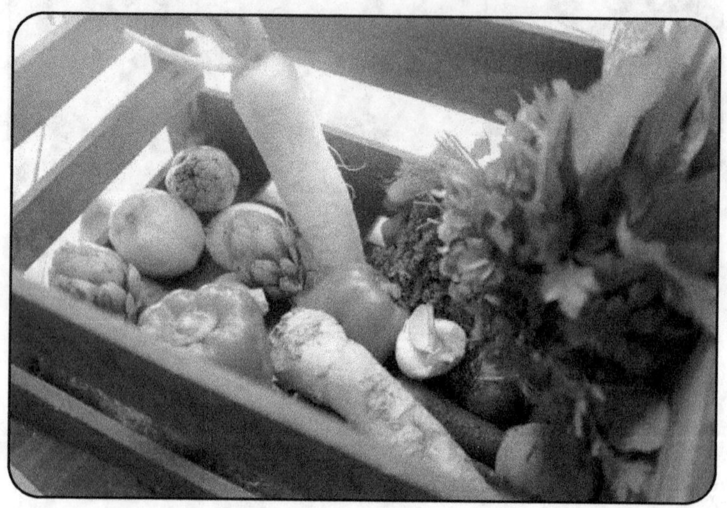

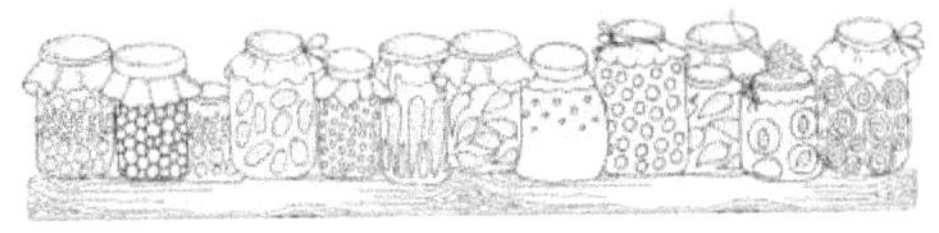

Anwendung

Arbeiten Sie mit sauberen heiß ausgewaschenen Gläsern und Einmachgefäßen. Achten Sie auf saubere Hände und fassen Sie zwischendrin nichts anderes an.

Schichten Sie das Gemüse das Sie einlegen möchten zusammen mit den gewählten Zutaten möglichst dicht in das Einmachgefäß und bedecken Sie es vollständig mit Flüssigkeit. Milchsäurebakterien lieben es feucht und sauerstoffarm. Deswegen muss das Gemüse für die Gärung luftdicht verschlossen werden.

Fermentieren kann man mit vielen verschiedenen Zutaten, ja nach Geschmack und Vorliebe. Sie können die nachfolgenden Rezepte einfach ausprobieren und im nächsten Schritt einfach ihre eigenen Kreationen erschaffen. Somit schaffen Sie sich Ihre eigene Mikroben- und Geschmackswelt welches übrigens auch wunderbare individuelle Geschenke sind.

Sie können mit oder ohne Salz fermentieren. Ohne Salz vollzieht sich der Umwandlungsprozess um einiges schneller. Salz entzieht dem Gemüse Feuchtigkeit und verlangsamt den Fermentationsprozess, ebenso wie die Enzymaktivität, dafür ist das Gemüse länger haltbar und meist geschmackvoller. Sie können statt Salz auch andere bereits fermentierte Lebensmittel wie Ume Su, Shoyu oder Miso als Starter einsetzen.

Der Vorteil durch die etwas langsamere Salzfermentation ist das sich durch die Zugabe von Salz einen hohen pH Wert mit in den Umwandlungsprozess hineingeben und somit auch insgesamt ein höheren ph Wert in ihrem Fermentationsgemüse erzeugen. Ebenso wie Salz haben auch Gewürze & Kräuter einen hohen pH-Wert und dürfen aus diesem Grund gerne verwendet werden.

Manchmal ist es aber auch einfach lecker „saure" pH Werte zu essen. Die Welt besteht aus Yin & Yang - die Balance ist entscheidend. Um den pH Wert beim Fermentationsprozess also in den sauren Bereich zu lenken, können wir mit Essig oder mit der japanischen auf Reis basierenden Variante, Genmai Su arbeiten.

Ich gebe diesem gerne den Vorzug, da er nicht so sauer (pH) ist wie Apfelessig und geschmacklich ebenso sauer schmeckt. Aber probieren Sie selbst!

Sie können das zu fermentierende Gemüse klein schneiden, oder aber auch in ganzen Stücken belassen. Durch das zerkleinern bekommt das Gemüse mehr Oberfläche, so dass mehr Saft austreten kann und der Gärungsprozess schneller ablaufen kann. Schichten Sie das Gemüse möglichst dicht in das Einmachgefäß und bedecken Sie es vollständig mit der Fermentierflüssigkeit. Setzen Sie Ihre Einmachgläser mit den Gemüsen keinem direkten Sonnlicht aus, sondern stellen Sie ihn an einen dunkleren Ort in Ihrer Wohnung.

Die Gärung verläuft in verschiedenen Phasen.

In der ersten Phase befinden Sie unterschiedliche Mikrobenkulturen im Kampf um Nahrung und Lebensraum. Der Sauerstoff der sich noch im Gefäß befindet, wird verbraucht und durch den Umwandlungsprozess in diverse Gase verwandelt die wiederum schaumige Erzeugnisse im Gefäß bilden können. Es ist wichtig das Sie beim Einlegen beachten, die Gefäße nicht bis ganz an den oberen Rand zu füllen sodaß für diese Gasbildung Raum vorhanden ist – 1/5 des Gefäßes ist ideal. Bedenken Sie das Sie durch Temperatur die Fermentation steuern. Die optimale Umgebungstemperatur für den Fermentationsbeginn von bis zu einer Woche sind 20 – 25 Grad - es entsteht die erwünschte Säuerung der Milchsäurebakterien.

In der zweiten Phase drosseln wir die Temperatur für 2 Wochen auf ca. 15 Grad und entschleunigen den Gärungsprozess etwas. In der letzten Phase lagern Sie die Gefäße solangen sie wollen bei 0 – 10 Grad, ein Kellerraum eignet sich dafür am besten.

Achten Sie in jeder Phase darauf direktes Sonnlicht zu vermeiden.

DAS RICHTIGE GEFÄß

Die heutigen Gärtopfe aus Steinzeug sind mit einem Deckel versehen, der in einer Rille sitzt. Diese Rille wird für die Gärung mit gefiltertem oder abgekochten Wasser gefüllt damit kein Sauerstoff in den Topf gelangen kann, die Gärungsgase aber entweichen können. Um das Gemüse in den großen Gärtöpfen vor Sauerstoffkontakt zu bewahren, wird es außerdem mit zwei halbrunden Steinen beschwert. Je nachdem welche Menge Sie produzieren möchten empfehlen sich unterschiedlich große Töpfe. Für manche Dips oder Würzsoßen empfielt es sich, kleinere Gefäße zu verwenden die mit einem Schraub- oder Patentverschluss arbeiten. Um Sauerkraut oder einen Querbeet-Gemüsemix zu fermentieren benutze ich am liebsten die klassischen Einmachgläser mit Klappdeckel und Gummi. Der Sauerstoff kann problemlos entweichen. Vor dem Gebrauch ist es wichtig, die Gärgefäße sorgfältig mit heißem Wasser zu reinigen und zu trocknen. Robuste Gemüse wie Kürbis, Kohl und Karotten können mit einem Holzstampfer bearbeitet werden, um den Pfanzensaft herauszupressen, welcher zusammen mit dem Salzwasser den Gärungsprozess initiiert.

Gemüsesorten die eher weicher Natur sind, sollten auch vorsichtiger behandelt werden indem man sie einfach schneidet und diese möglichst dicht in das Fermentations- gefäß drückt. Die einfachste Methode um zu fermentieren ist Salzlake dazu zu verwenden und es bietet zudem auch einige weitere Vorteile:

Salz hat wie schon erwähnt einen hohen ph Wert (um 8,5) und sorgt somit dafür, das die zu fermentierenden Gemüse im ph Wert nach oben gehoben werden können. Das Gemüse wird knackiger und schmeckt besser.

Salz sorgt dafür das unerwünschte Bakterien kein Milieu vorfinden in dem sie wachsen können, ganz im Gegensatz zu den salztoleranten Milchsäurebakterien.

Salz konserviert und macht damit die eingelegten Gemüse für längere Zeit haltbar und Salz entzieht dem Gemüse durch den osmotischen Sog Wasser und bereichert somit die Lake in der, der Fermentierungsprozess abläuft.

Sie haben 2 Möglichkeiten das Salz oder andere Starterkulturen zuzugeben. In der ersten Variante schneiden Sie das Gemüse klein und salzen es.

In der zweiten Variante lösen Sie etwas Salz in Wasser auf und geben es mit dem Gemüse in das Einmachgefäß. Je nachdem welche Methode Sie bevorzugen, können Sie das gleiche auch mit in Wasser aufgelöstem Miso oder einer anderen von Ihnen bevorzugten Starterkultur wie z.B. Sauerkrautsaft oder Brottrunk ansetzen. Oder Sie legen die Gemüse direkt in Ume Su oder Genmai Su ein. Wenn Sie das Gemüse in groben Stücken belassen wollen, empfiehlt sich die Methode mit Salzlake. Verwenden Sie die Methode nur mit einsalzen ohne zusätzliche Flüssigkeit müssen Sie das Gemüse klein schneiden damit das Salz möglichst viel Oberfläche zum arbeiten hat. Es gibt kein Gesetz das Ihnen vorschreibt, wieviel Salz Sie verwenden müssen um Ihr Gemüse einzulegen. Eine gute Dosierung liegt bei ½ -1 Esslöffel pro kg Gemüse. Aber hier sind Sie gefragt, wie Sie vorgehen möchten. Bedenken Sie das Sie mit Salz sowie kalte Temperaturen den Fermentationsvorgang an sich verlangsamen. Wenig oder kein Salz und warme Temperaturen beschleunigen die Verwandlung. Eingesalzene Gemüse sind um Einiges länger haltbar, wenn Sie aber kurzfristig ein paar Pickles brauchen so ist es schlauer weniger bis kein Salz zu verwenden. In der Regel beträgt die Fermentationsdauer, je nach Temperatur zwischen drei und sechs Wochen je wärmer, desto schneller - je länger fermentiert wird, umso intensiver wird der Geschmack.

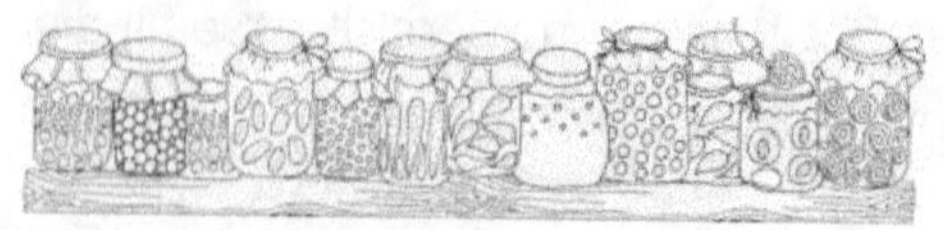

Haltbarkeit und Lagerung

Das meiste Gemüse sollte mindestens 6 Wochen gären, bevor Sie es verzehren, Ausnahmen bestätigen die Regel. Es ist nicht ratsam zwischendurch die Gärgefäße zu öffnen um zu schauen wie sich der Geschmack entwickelt oder ähnliche neugierigen Neigungen zu befriedigen. Lassen Sie die Mikroben in Ruhe ihrem Werk nachgehen, denn der Kontakt mit Sauerstoff stoppt den Fermentationsprozess und kann zur Fehlgärung führen. Notieren Sie sich das Datum und Inhalt, des Einlegens am Gefäß mit einem Aufkleber o.ä. damit Sie den Überblick bewahren. Bei kühler Lagerung ist fertig gesäuertes Gemüse bis zu 4 – 6 Monaten haltbar, angebrochene Gläser halten sich 4 -6 Wochen im Kühlschrank, aber auch dort sollte es möglichst selten geöffnet werden. Um zu verhindern das sich bei der Öffnung weißer, ungefährlicher Schimmel auf dem Gemüse bildet achten Sie auf Sauberkeit bei der Entnahme, oder füllen sich gleich eine größere Menge in ein seperates verschließbares Gefäß ab.

Wenn Sie nach der Fermentationszeit den Deckel des Gefäßes zum ersten Mal lüften, kann es passieren das Ihnen der Duft der Ihnen dort entgegenschlägt, Sie glauben lässt das der

Inhalt verdorben ist. Lassen Sie sich nicht zu stark von Ihrem ersten Eindruck beeindrucken - erst wenn der vergorene Atem der Bakterien verflogen ist, können Sie entdecken was wirklich geschmacklich mit dem Inhalt geschehen ist. Wie schon erwähnt gilt es ein Gespür dafür zu entwickeln ob etwas verdorben ist oder nicht. Dieses kann nur durch praktische Anwendung und nicht durch das Lesen eines Buches erlernt werden.

REZEPTE

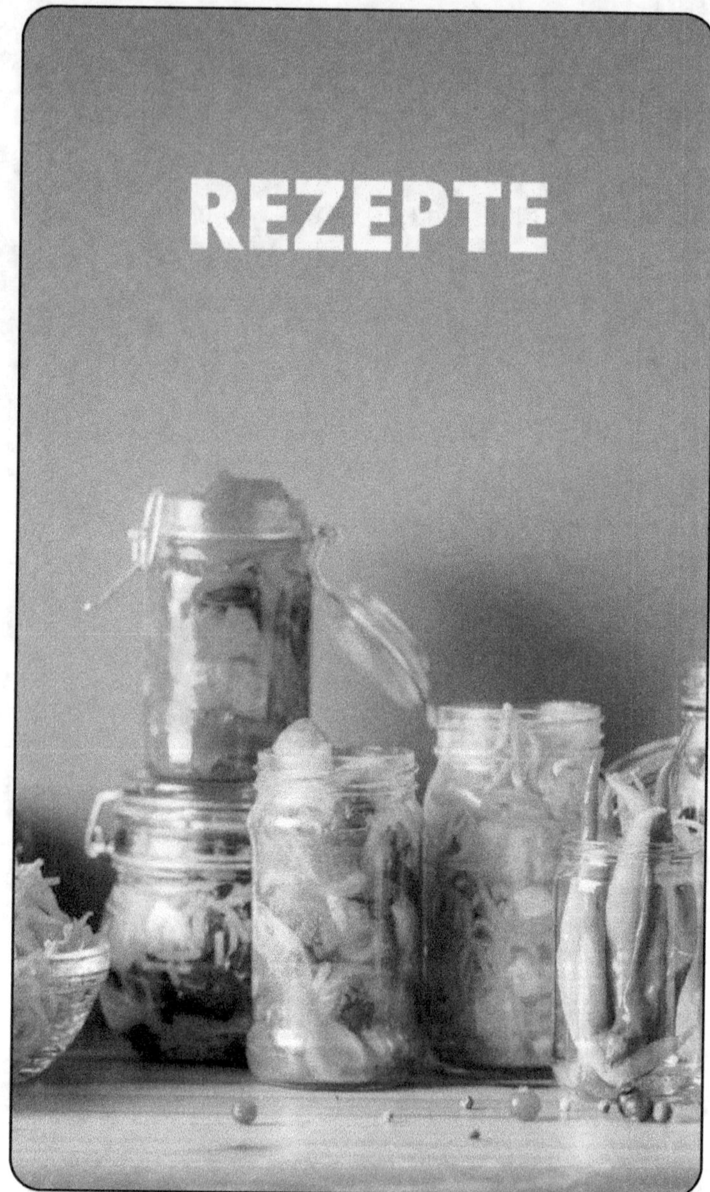

Die folgenden fermentierten Produkte können Sie fertig kaufen, um Sie in ihren Speiseplan zu integrieren oder um sie als Starterkultur für eigene Fermentationsexperimente zu nutzen.

MISO

Miso ist eine salzig-fermentierte Paste aus Sojabohnen, Reis oder Gerste. Es wird vor allem als Zutat in Suppen, zusammen mit Gemüse und Meeresfrüchten verwendet. Misosuppe wärmt den Magen und regt den Appetit an. Die durch den Gärungsprozess freigesetzten Enzyme unterstützen aktiv die Verdauung und regen die Sekretion der Magensäfte an. Miso enthält Bakterien, die der Darmflora gut tun und schädliche Bakterienstämme bekämpfen. Miso kann auch bei der Zubereitung von Soßen, Dressings, Aufstrichen, Nudeln und Eintöpfen eingesetzt werden. Achtung: Erst zum Schluss an die Gerichte geben – nicht mitkochen! Zu hohes Erhitzen zerstört die Lebendkulturen.

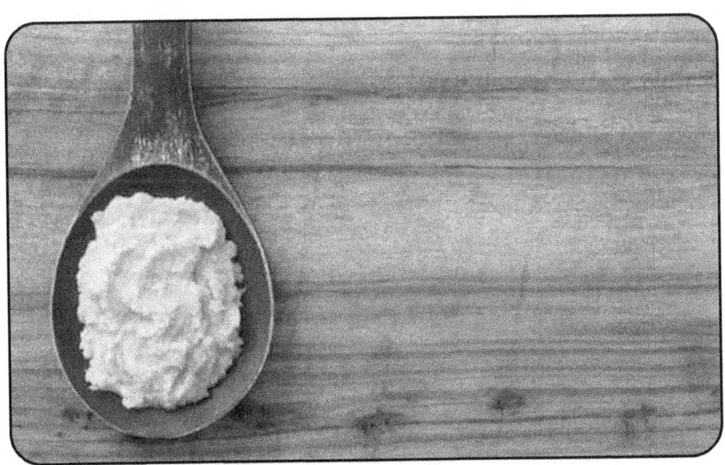

SHOYU

Shoyu Sojasoße ist ein traditionelles japanisches Würzmittel mit jahrhundertealter Geschichte. Seine vielseitige Verwendbarkeit wird in der internationalen Küche seit langem sehr geschätzt. Über 99% des heute in der Welt verkauften Shoyus werden auf industriellem Wege hergestellt, enthalten Farb- und Konservierungsstoffe sowie andere Zusätze, die die Produktion beschleunigen. Echtes Shoyu wird aus vollwertigen Nahrungsmitteln ohne chemische Zusätze hergestellt. Bei der Herstellung dieses Shoyus dauert der Gärungsprozeß fast drei Jahre und wird auf natürliche Weise über Mikroorganismen ausgeführt.

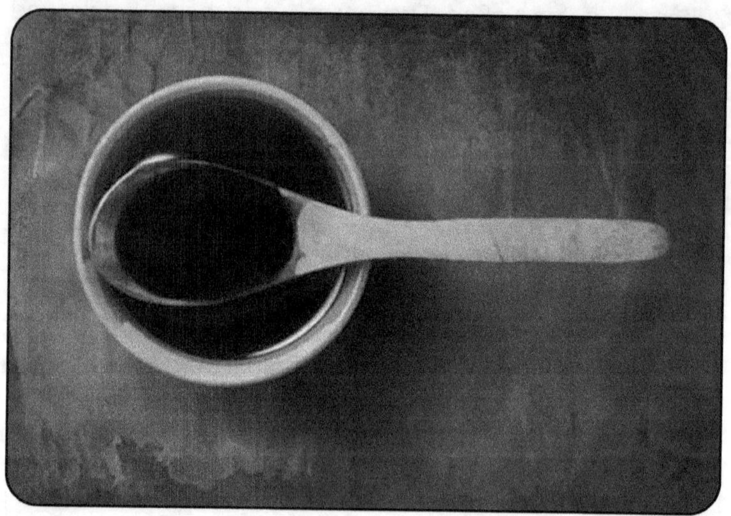

Shoyu kann auch bei Weizenallergie gefahrlos verwendet werden, da nach 24 und mehr Monaten der Gärung die Stoffe im Weizen, welche die Allergie hervorrufen, völlig zersetzt sind.

Natürliches Shoyu ist reich an verschieden Aminosäuren, die die Verdauung erleichtern.

Shoyu Sojasoße wird als Gewürz am Ende des Kochvorganges zum entsprechenden Gericht dazugegeben

TAMARI

Tamari ist kräftiger und noch salziger als Shoyu und sollte deshalb beim würzen sparsamer verwendet werden. Ursprünglich entstand es als Nebenprodukt bei der Herstellung von Hatcho Miso. Zum Fermentieren eignet es sich besonders gut für Rezepte mit Tofu.

GENMAI SU

Genmai Su ist ein Filtrat aus essigsaurem, vergorenem Vollreis und wird allgemein in Japan als eines der wichtigsten Würzmittel erachtet. Es wird nicht allein wegen seines Geschmacks geschätzt, sondern auch als Verdauungshilfe. da es die Magensekretion anregt.

Genmai Su im Salat erhält das Gemüse frisch, sein Vitamin C bleibt länger wirksam

NATTO

Natto sind fermentierte schwarze Sojabohnen die in Japan schon zum Frühstück auf dem Tisch stehen. Gewöhnungsbedürftig ist sicher nicht nur der Geschmack sondern auch die Optik. Aber die Enzyme die durch den Fermentationsprozess entstehen, die sogenannte „Nattokinase" haben es in sich. Durch die vielen

Erkenntnisse durch Studien über die positive Wirkung auf Durchblutung und Herz-Kreislaufsystem ist die extrahierte Nattokinase in Pulverform sogar in der Apotheke erhältlich. Es ist Lieferant von Vitamin K, Lecithin und Saponinen. Zu Vorsicht wird geraten, wenn die regelmäßige Ernährung mit Natto gemeinsam mit weiteren Medikamenten erfolgt, welche die Blutgerinnung beeinflussen. Informieren Sie Ihren Arzt über Ihre Ernährung und schränken Sie vor Operationen die Nahrungszufuhr von Natto ein.

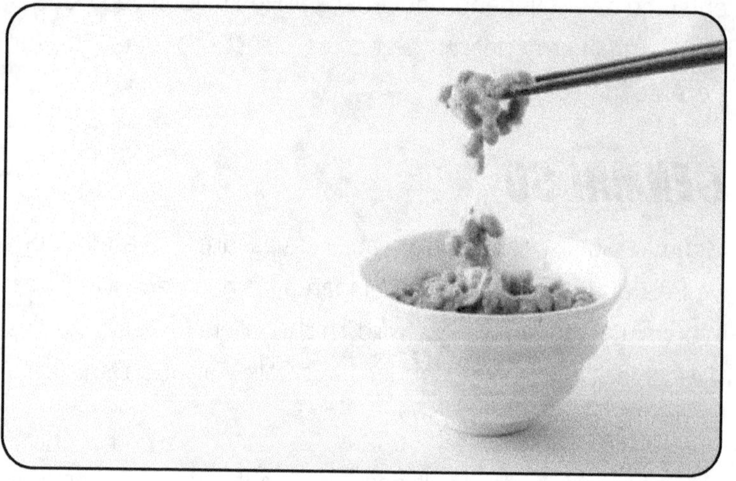

MIRIN

Reisweinwürze ist ein natursüßer Kochwein, ein unentbehrliches, vielseitig verwendbares Würzmittel für alle Zubereitungsarten. In Kombination mit einem anderen Würzstoff, insbesondere Shoyu, kann es den Geschmack verschiedener Gerichte und Suppen erstaunlich verfeinern.

Mirin enthält eine Vielzahl von Aminosäuren und organischen Vitaminen. Es unterstützt die Verdauung und Verwertung der Nahrung und fördert durch die verschiedenen enthaltenen Enzyme aktiv die Gesundheit.

UMEBOSHI

Die Ume-Frucht (von der Gattung zwischen Aprikose und Pflaume) gilt in Japan und China schon seit langem als kraftvolles Heil- und Nahrungsmittel mit sehr hohen Anteilen an Mineralien und organischen Milchsäurebakterien. Umeboshi-Pflaumen werden in salziger Lake mit Shisoblättern mindestens 1 Jahr eingelegt und sind durch diesen Fermentationsprozess besonders bei Magen- und Darmproblemen geeignet. Umeboshi desinfizieren, entgiften und stärken die inneren Organe, wirken blutreinigend, helfen gegen Müdigkeit, Übelkeit und Erbrechen.

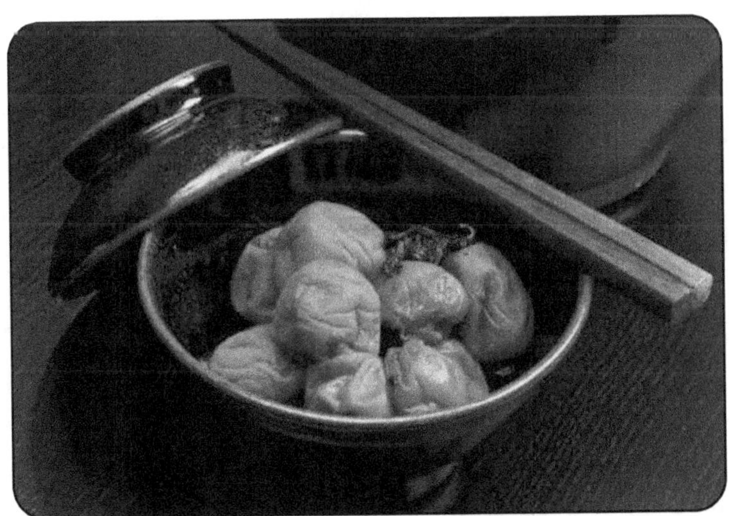

UME-PASTE

Umeboshi werden entkernt und zerdrückt und sind so leichter bei Nahrungszubereitung einsetzbar. Die Paste findet Verwendung u.a. bei Linsengerichten um die Hülsenfrüchte besser verstoffwechselbar zu machen.

UME SU

ist das Filtrat von mit Shisoblättern in Meersalz eingelegten, sauren Ume Aprikosen. Es kann wie Essig in Salatdressings verwendet werden.

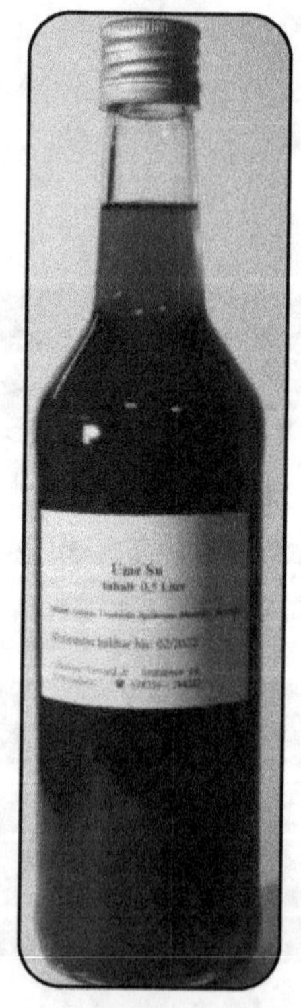

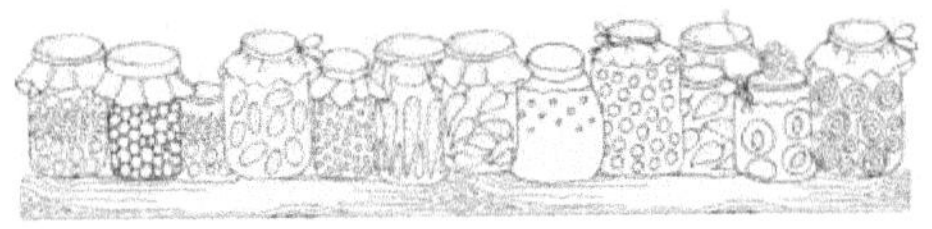

Kombucha

Kombucha ist seit mehr als zweitausend Jahren in Ostasien bekannt und entsteht durch die Fermentation mit einem Teepilz. Er hat in den Jahren immer wieder mal einen Hype erfahren, von den einen zum Allheilmittel erklärt, von anderen skeptisch beäugt. Die Wahrheit wird, wie so oft, irgendwo in der Mitte liegen. Für mich gibt es nicht ein einziges Mittel, das alle Beschwerden hinwegzufegen vermag. Es ist ein Puzzleteil innerhalb des großen Bildes »Balance«. Im Grunde handelt sich bei Kombucha nur um, mit Zucker gesüßten Tee, fermentiert durch eine Gemeinschaft aus Bakterien und Hefen. Die Herstellung funktioniert mit grünem, weißem oder schwarzem Tee ebenso wie mit Kukicha oder Pu-Erh. Zum Süßen können Sie neben einfachem braunem Zucker auch Agavendicksaft, Gerstenmalz oder Reissirup verwenden. Probieren Sie aus, welcher Geschmack Ihnen am meisten zusagt.

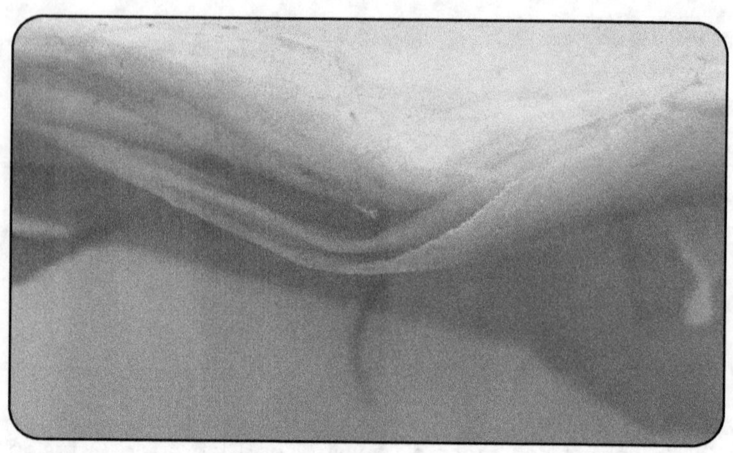

ZUTATEN

Grüner Tee (2 Beutel)
½ Tasse braune Zucker
Kombucha Pilz

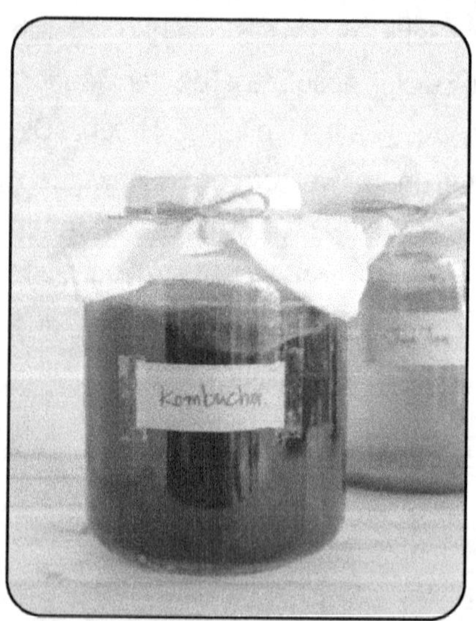

ZUBEREITUNG (1 LITER)

Kochen Sie 1 Liter Tee mit den Teebeuteln oder der entsprechenden Menge losen Tees und süßen Sie ihn mit dem Zucker Ihrer Wahl. Lassen Sie den gesüßten Tee auf Handwärme abkühlen. Geben Sie ihn dann in ein Fermentationsgefäß aus Glas oder Keramik mit einerbreiten Öffnung, damit der Pilz genügend Platz hat. Jetzt kommt etwas fertiger Kombucha und der Kombuchapilz hin zu. Decken Sie das Glas mit einem Tuch ab, und verschließen Sie es zum Schutz vor Unreinheiten und Insekten mit einem Gummi.

Lassen Sie den Tee 3–4 Wochen stehen. Wenn es wärmer ist, kann der Pilz dann schon so kräftig geworden sein, dass Sie ihn in der Mitte teilen können, um ein neues Glas damit zu starten

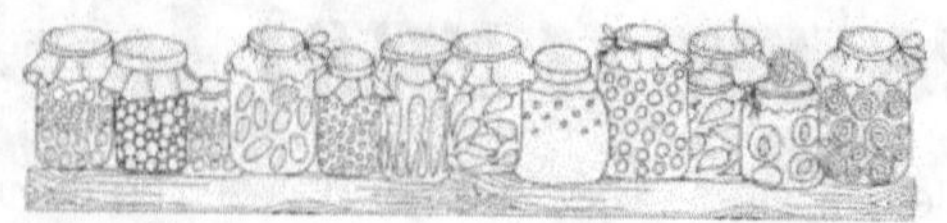

Pro-Chi-Getränk

Mit diesem Fermentationsdrink stellen Sie Ihren probiotischen Powerdrink einfach selbst her. Er stärkt das Immunsystem und die Abwehrkräfte. Die Gewürze liefern hohe pH-Werte und ergeben zusammen mit der Starterkultur eine erfrischende sauer-würzige Limonade

ZUTATEN

1 großes Stück frischer Ingwer

2 Stücke frischer Kurkuma

5 Kardamomkapseln

2 Zimtrinden

1 EL Süssholzwurzel (gibt's im Reformhaus)

1 halbe Zitrone

Matcha Tee

1-2 EL brauner Zucker

Starterkultur nach Wahl:

Sauerkrautsaft, Rote Bete Lake oder Brottrunk

ZUBEREITUNG

Schälen Sie den Ingwer und den Kurkuma. Schneiden Sie beide in kleine Stücke, und geben Sie sie in eine 0,7-Liter-Flasche. Pressen Sie die Zitrone aus, und geben Sie den Saft hin zu. Mischen Sie alle weiteren Gewürze unter. Füllen Sie die Flasche zur Hälfte mit der Starterkultur Ihrer Wahl, und gießen Sie sie mit Wasser auf. Geben Sie den Zucker hinzu, und lassen Sie die Flasche für 5–7 Tage an einem dunklen Ort stehen

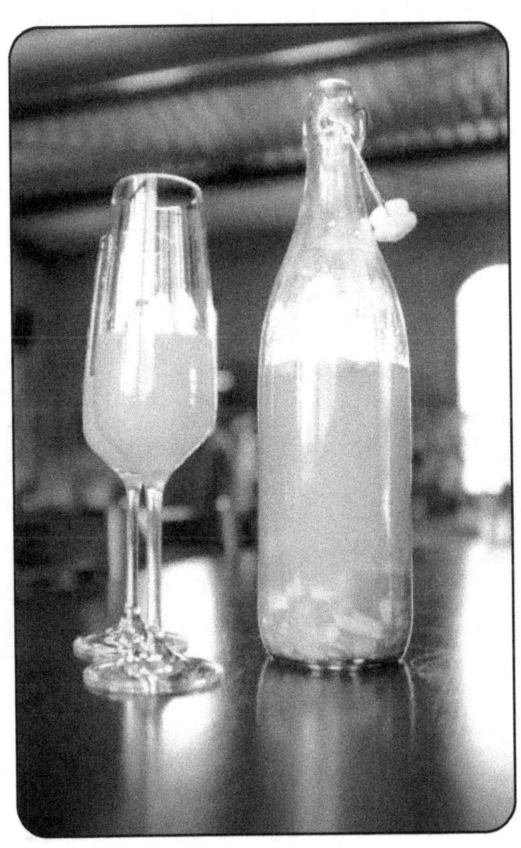

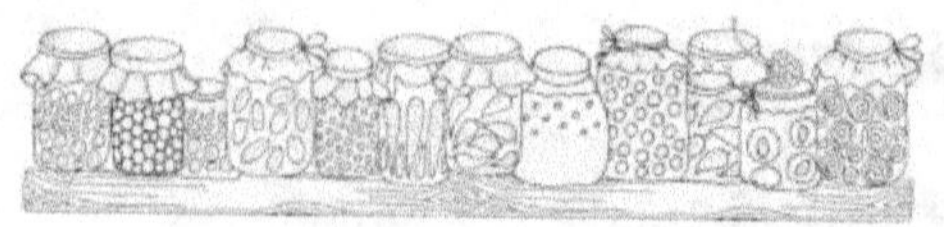

Sauerteigpfannkuchen

Dies ist ein sehr einfaches Rezept für Pfannkuchenteig, den man nach der »schnellen Fermentation« außerhalb des Kühlschranks noch für lange Zeit im Kühlschrank aufbewahren kann, um sich bei Bedarf davon zu bedienen. Vielleicht kennen Sie noch den »Herrmann« – einen Sauerteig, den man sich immer wieder gegenseitig vererbt hat und als Starterkultur für eigene Sauerteigfermentationen nutzte. Mit diesem Rezept machen Sie Ihren eigenen »Herrmann« auf Basis von Buch weizen, der einen hohen pH-Wert und durch die Fermentation eine wunderbare Wirkung auf den Darm hat.

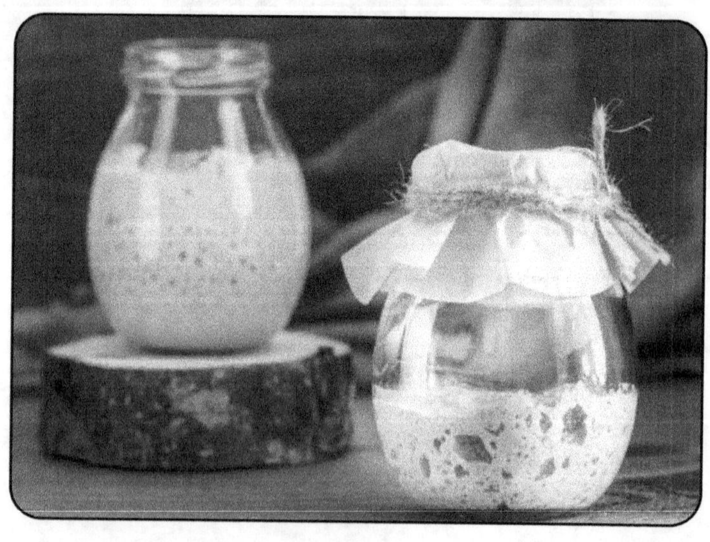

ZUTATEN

Buchweizenmehl
Soyamilch
1-2 EL Ume Su

ZUBEREITUNG

Geben Sie alle Zutaten in einen Mixer, oder vermengen Sie alles mit einem Schneebesen zu einer homogenen Masse. Der Teig sollte cremig sein und noch vom Löffel tropfen. Geben Sie ihn in eine Keramikschale oder ein Glasgefäß und bedecken Sie dieses mit Küchenkrepp.

Sie können den Teig 1 oder 2 Tage stehen lassen. Sobald Sie ihn in den Kühlschrank stellen, verlangsamt sich der Fermentationsprozess. So können Sie sich jederzeit einen Pfannkuchen backen, wenn Ihnen danach gelüstet. Genießen Sie ihn süß oder mit deftigen Beilagen. Sie können auch Teigreste als Starterkultur für die nächste Mischung nutzen.

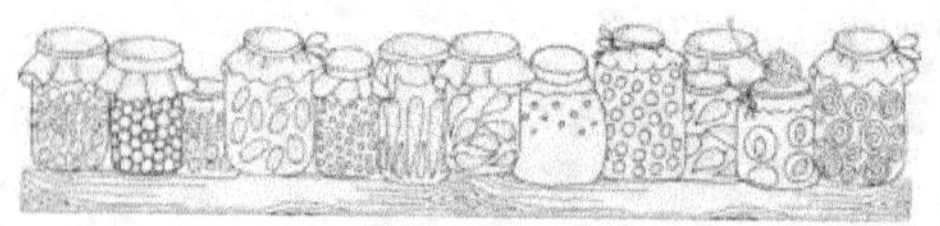

Kokosjoghurt

Ein weiteres Produkt was soweit von der ursprünglichen Form und Geschmack entfernt ist, das nur die wenigsten wissen, wie echter Joghurt überhaupt schmeckt. Die meisten von uns kennen leider nur industriell hergestellte Zuckercreme ohne lebendige Bakterienkultur. Deswegen ist die Umstellung auf ein echtes Naturprodukt, für viele ein echter Schock. Klar, Kokosnuss ist aktuell nicht regional aber manchmal darf´s auch mal was Besonderes sein.

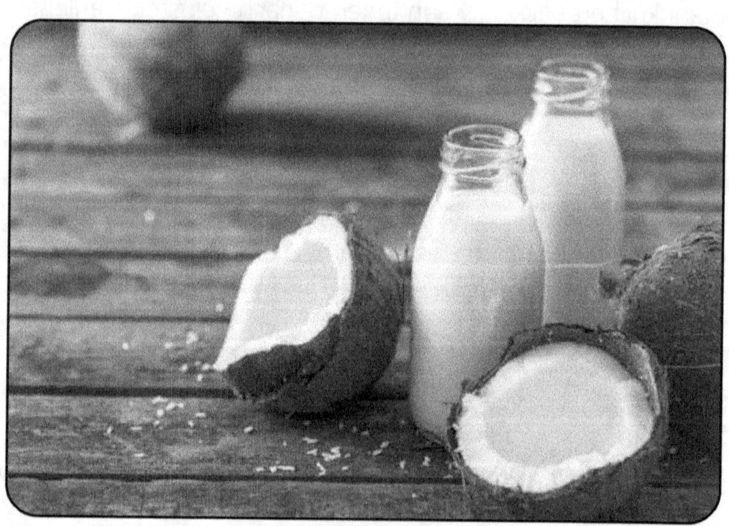

ZUTATEN

1 – 2 Kokosnüsse

Joghurtkultur (Lactobacillus acidophilus oder Bifidobacterium lactis) gibt's im gutsortierten Biomarkt oder im Internet.

EQUIPMENT

Stabiler Mixer

ZUBEREITUNG

Der schwerste Arbeitsschritt betrifft die Öffnung der Kokosnuss. Ich verwende dazu einen präzisen Hieb mit dem Beil, eine Säge würde es auch tun. Achten Sie bei diesem Vorgang darauf, das köstliche Kokoswasser nicht zu verschütten, dieses einfach trinken oder in den Kühlschrank für späteren Genuss aufbewahren.

Jetzt wird das Kokosfleisch entnommen, auch dies ist mit etwas Mühe verbunden. Verwende dazu einen festen Metalllöffel, sollte die faserige Schale mit am Fleisch anhängen, wird diese vorsichtig abgekratzt. Die Stück in einen guten Mixer geben, ca 15 % Wasser dazugeben und den Inhalt von 2 Kapseln Bakterienkultur hinzugeben. Kräftig durchmixen bis eine cremige Konsistenz erreicht ist.

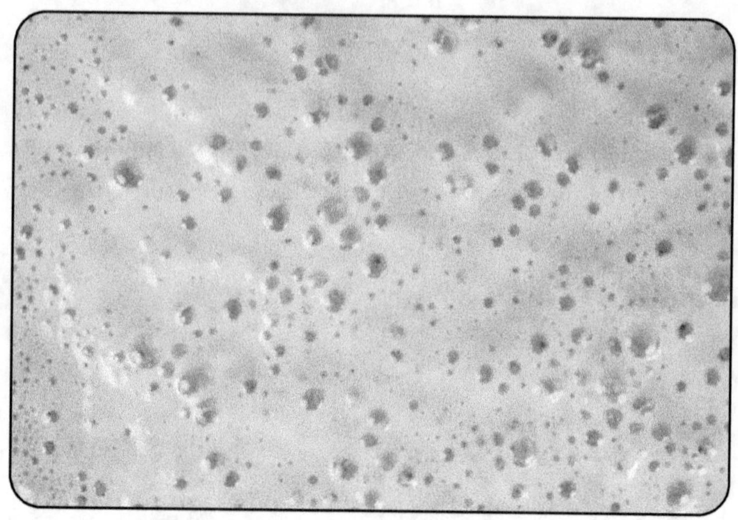

Danach in ein Einmachglas geben, mit einem Tuch oder Küchenpapier und Gummi abdecken. Bei Zimmertemperatur für 1-2 Tage ruhen lassen. Die Kokoscreme geht in dieser Zeit auf und entwickelt ein säuerliches Aroma. Danach in den Kühlschrank, um den weiteren Prozess zu stoppen. Einzelne Portionen entnehmen und mit guter Marmelade oder etwas Apfeldicksaft genießen.

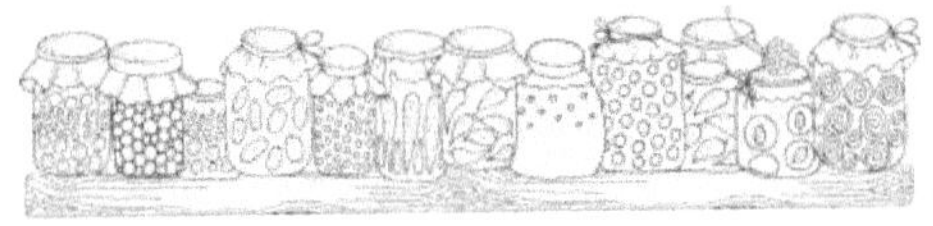

Sunomono

Eingelegte Gurken Japanstyle

Man kennt sie als Beilage im Sushirestaurants als köstliche Beilage. In diesem Rezept verwende ich statt Zucker, den langsam verbrennenden Reissirup. Genießen Sie es um eine Mahlzeit mit einer erfrischenden Komponente abzurunden.

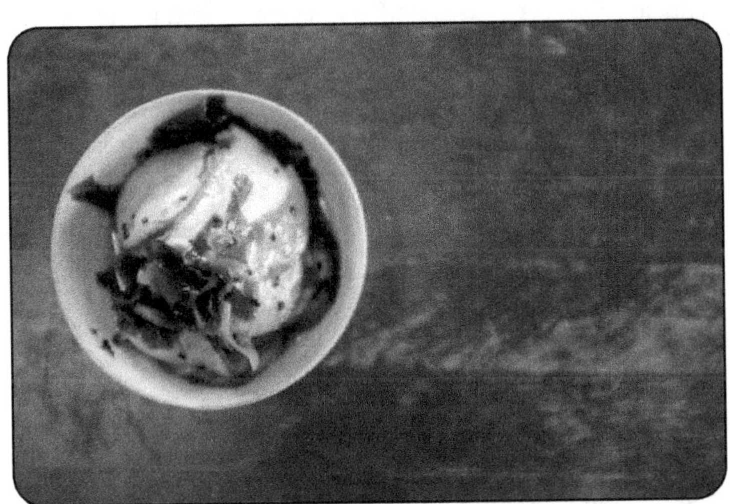

ZUTATEN

3-4 Salatgurken

1 EL Tamari

2 EL schwarzer Sesam

1 EL geriebener frischer Ingwer

1 EL Reissirup

1 TL Salz

50 ml Genmai Su

etwas geröstetes Sesamöl

2 EL Wakamealgen

ZUBEREITUNG

Schneiden Sie die Gurken in feine Scheiben und geben Sie sie in eine Schüssel. Bestreuen Sie sie mit Salz, damit das Wasser aus den Gurken herausgezogen wird, und lassen Sie das Ganze etwa 15 Minuten durchziehen. Anschließend pressen Sie die Gurken etwas und schütten die Flüssigkeit weg. Geben Sie ein klein wenig Wasser an die getrockneten Wakamealgen. Diese werden nach kurzer Zeit größer und grünlich und können auch wunderbar in Suppen verwendet werden.

Rühren Sie alle Zutaten für die Marinade in einer zweiten Schüssel zusammen, sodass sich alle Aromen verbinden und ausgewogen entfalten können. Geben Sie Marinade und Algen an die Gurken. Bewahren Sie das Ganze einige Tage im Kühlschrank auf, und servieren Sie die Gurken als Beilage.

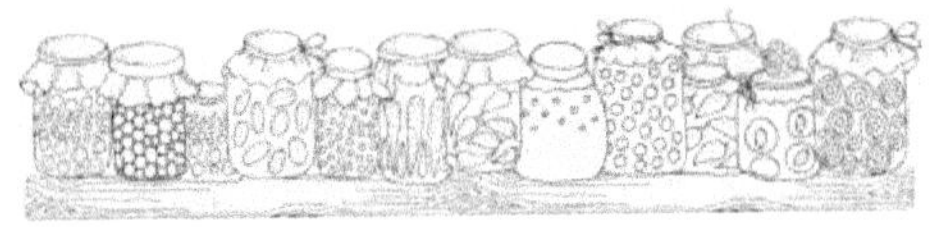

Tofucreme

Tofu ist nicht automatisch gesund, nur weil er vegan ist. Im rohen Zustand sollte er gar nicht gegessen werden. Er ist thermisch kühl und braucht zur Verstoffwechslung zwingend Öl als Transportmittel, außerdem ist sein pH-Wert im sauren Bereich und benötigt daher Basensupport. Den Fermentationsprozess starten wir in diesem Rezept mit dem Tamari und der Ume-Paste. Kombiniert mit den beigefügten Gewürzen wird die Creme richtig gut, bekommt Geschmack, und der pH-Wert steigt.

ZUTATEN

400 g Tofu natur
1 Schuß Tamari
1 EL Umeboshi Paste
5 EL Hanföl (alternativ Olivenöl)
1 Frühlingszwiebel
1 EL Paprika edelsüß
½ EL Kümmel
etwas schwarzen Pfeffer
gemahlener & getrockneter Knoblauch
frischer Schnittlauch

ZUBEREITUNG

Zerbröseln Sie den Tofu mit den Händen und geben Sie ihn in einen Dämpfeinsatz. Dämpfen Sie ihn für ca.10 Minuten und lassen Sie ihn dann abkühlen. Schneiden Sie die Frühlingszwiebel in feine Streifen und geben Sie sie zum Tofu. Anschließend geben Sie Tamari, Öl, Umeboshi und alle Gewürze dazu.

Pürieren Sie alles im Mixer oder mit einem Pürierstab. Sollte die Creme zu trocken sein, geben Sie noch einen Schuss Öl hinzu. Lassen Sie den Tofu über Nacht abgedeckt in der Küche stehen. Im Kühlschrank hält er sich anschließend mindestens eine Woche und gewinnt zunehmend an Geschmack. Variieren Sie mit verschiedenen Gewürzen.

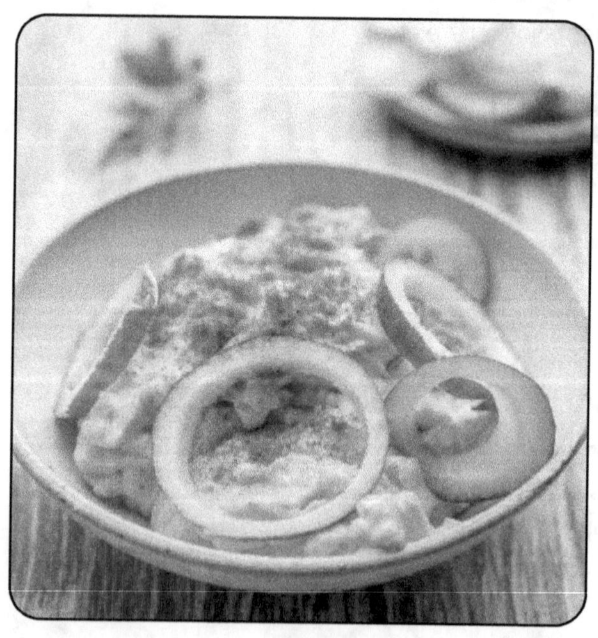

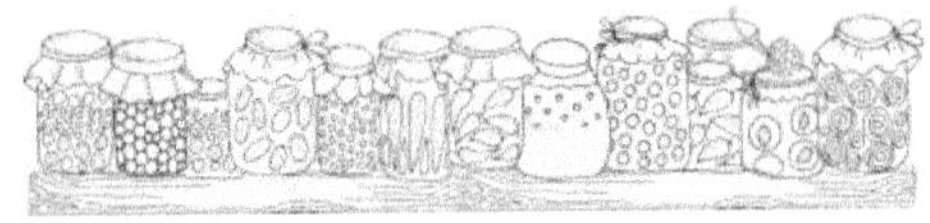

Eingelegter Tofu

Eine andere Variante, Tofu aufzupeppen, ist, ihn in eine würzige Fermentationsmarinade einzulegen. Nach ein paar Tagen ist er schön durchgezogen und Sie haben ihn stets griffbereit für schnelle Eiweißmahlzeiten. Die Marinade können Sie meist noch einmal verwenden. Geben Sie dann etwas frischen Tamari und Ume Su dazu, um die fermentierende Wirkung aufrechtzuerhalten.

ZUTATEN

400 g Tofu natur

3 EL Mirin

2 EL Tamari

3 EL Ume Su

1 Stück Ingwer, daumengroß

3 EL Shoyu

5 Zwiebeln

3 EL Sesamöl

1 EL Apeldicksaft

2 EL Kurkuma

1 EL Kreuzkümmel

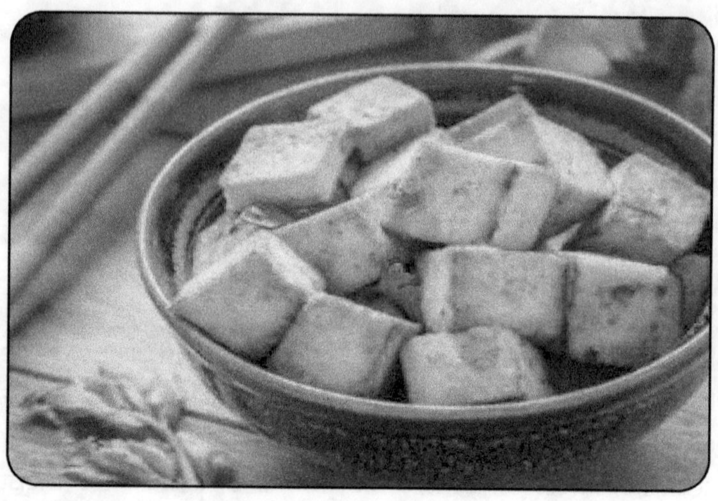

ZUBEREITUNG

Schneiden Sie den Tofu in kleine Stücke und trocknen Sie ihn leicht mit Küchenkrepp ab. Schälen Sie den Ingwer, und zerreiben Sie ihn in einem Mörser. Schälen Sie die Zwiebeln und schneiden Sie sie in feine Scheiben. Für die Marinade geben Sie alle Zutaten in das Gefäß, in dem der Tofu eingelegt wird und mischen alles gut durch. Legen Sie dann den Tofu hinein. Er sollte komplett bedeckt sein

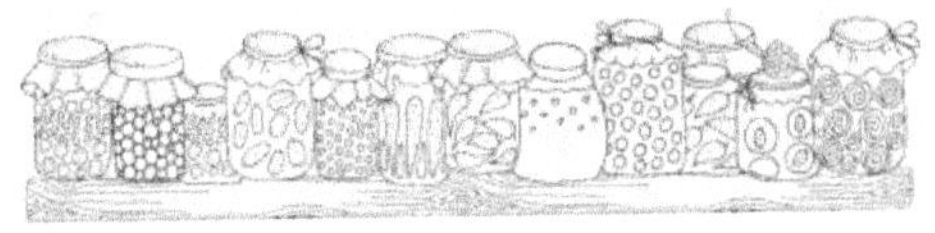

Cashewkäse

Käsesucht ist weit verbreitet, das liegt vor allem an den Glückshormonen die durch das darin enthaltene Protein Casein entstehen. Durch die Verstoffwechslung im Körper entsteht Casomorphin und dieses wirkt ähnlich wie Morphin, es lindert Schmerzen und wirkt leicht betäubend. Zudem ist es in der Lage, ähnlich wie Drogen und Alkohl, die Blut-Hirn-Schranke zu überwinden, so direkt ins Gehirn vorzudringen und Glückshormone auszuschütten. Klingt ja erstmal ganz gut, aber Käse hat definitv enorme Nachteile und ist eher als Genussmittel in kleinen Mengen zu betrachten. 70 % der Kalorien von Käse kommen aus taillenerweiternden und gefäßverstopfenden Milchfetten. Um 1 kg Käse herzustellen, braucht es 10 Liter Milch. Somit hat ein mittelgroßes Stück Käse mehr Cholesterin als ein Steak. Zudem sind die Milcheiweissmoleküle durch den industriellen Hocherhitzungsprozess denaturiert und setzen sich mit ihren verklebenden Strukturen im Bindegewebe ab. Dort bilden sie auf Dauer die Ursache für Entzündungen und Schmerzen. Mit diesem Rezept wird's lecker und ohne schädliche Nebenwirkungen.

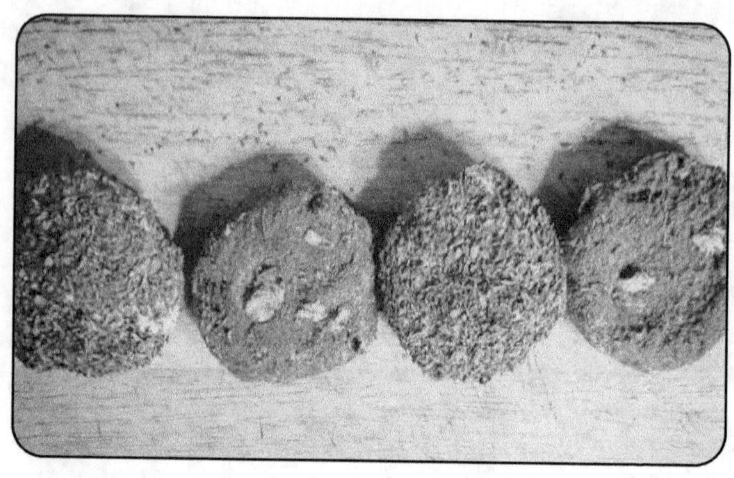

ZUTATEN

Cashewnüsse

Hefeflocken

Zitronensaft

Knoblauchpulver

Salz

Grüne Kräuter nach Wahl oder Paprika/Pfeffermix

ZUBEREITUNG

Cashewkerne mindestens 2 Stunden in reichlich warmen Wasser einweichen. Anschließend abgießen.

Cashewkerne zusammen mit 50 ml kaltem Wasser und dem Inhalt der probiotischen Kapseln glatt pürieren.

In eine saubere Schüssel füllen und mit einem sauberen Küchentuch abgedeckt bei Zimmertemperatur 24-48h reifen lassen.

Masse mit Knoblauchpulver, Hefeflocken, Zitronensaft und Salz mischen. Anschließend in ein Käsetuch geben und überschüssige Flüssigkeit ausdrücken und mindestens 8 h abtropfen lassen. Es kann sein, dass hier nur noch wenig Flüssigkeit austritt.

Für eine Pfefferkruste, schwarzen und weißen Pfeffer und Paprikapulver mischen. Für die Kräutertoppings jeweils getrocknete Blüten und Kräuter der Provence und gehackten Dill, Schnittlauch und Zitronenzesten vermischen.

Käsemasse mit der Hand zu Laiben formen und mit den Gewürzen und Kräutern ummanteln. In den Kühlschrank geben. Mit Crackern servieren. Der Käse hält sich in Käse- oder Butterbrotpapier gewickelt im Kühlschrank 5 Tage.

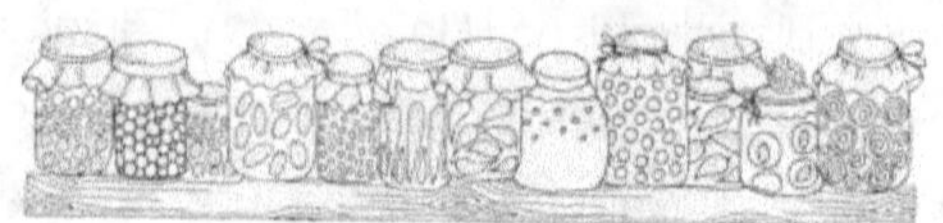

Maniok

Durch seine weltweite Verwendung auf der Erde kennt man ihn unter vielen verschiedenen Namen – die bekanntesten sind wohl Yucca und Cassava.

Aus seiner Stärke wird das bei uns bekannte Tapioka gemacht das als Soßenbinder und zum Andicken verwendet wird und ist als eines der eisenhaltigsten Lebensmittel bekannt. Er muss sorgfältig geschält werden und die helle Frucht muss von allen lila Farbresten der Schale befreit werden, auch dunkle Stellen sollten weggeschnitten werden. In rohem Zustand ist er giftig. Maniok wird in afrikanischen Ländern auch gerne zum Bierbrauen verwendet und dient als beliebte Beilage zu Fisch und Fleisch.

Maniok ist am ehesten im Asialaden zu finden. Ertasten Sie beim Kauf weiche Stellen, denn oftmals kommt es beim Transport zu Schäden. Wählen Sie anhand von festem und unbeschadetem Äußeren.

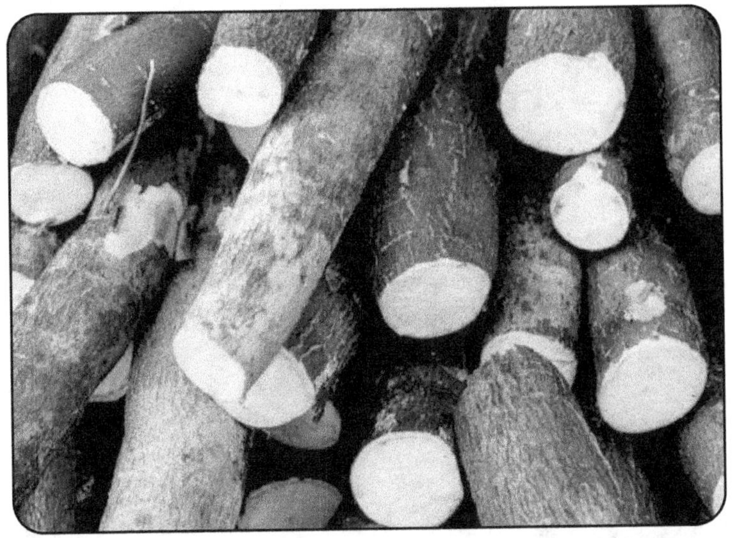

ZUTATEN

Maniok

Wasser

wenig Salz

ZUBEREITUNG

Legen Sie den geschälten und gesäuberten Maniok in eine leichte Salzlake ein und lassen Sie das Gefäß mit einem Tuch oder Küchenkrepp abgedeckt für 3–5 Tage bei Zimmertemperatur stehen. Danach können Sie den Maniok einfach bei leichter Hitze mit ein paar Zwiebeln in der Pfanne braten oder zu Püree stampfen. Eine weitere Variante ist, den fermentierten Maniok, fein zu reiben und mit Kokosflocken zu einem Bratlingteig zu vermischen.

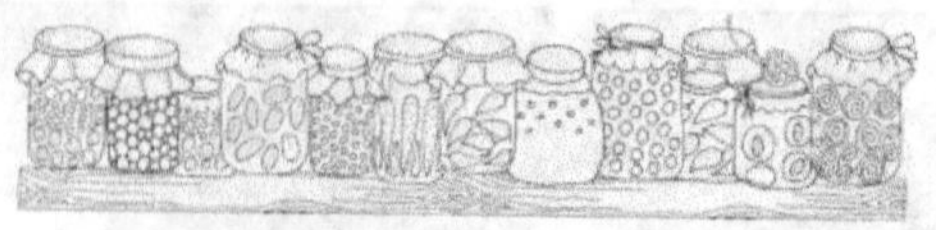

Ingwer Pickles

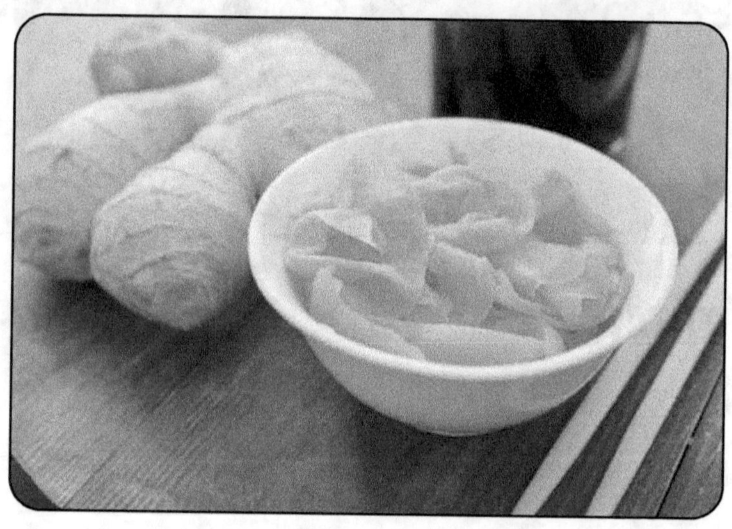

In den überlieferten asiatischen Gesundheitslehren wird Ingwer seit Jahrtausenden eingesetzt, unter anderem bei Übelkeit, Husten, Migräne und rheumatischen Beschwerden. Die Liste seiner positiven Eigenschaften ist lang, und sogar bei uns werden die gesundheitlichen Aspekte von Ingwer in den Medien immer wieder aufgegriffen. Studien zufolge hat Ingwer eine schmerzlindernde Wirkung, hilft gegen Übelkeit und das sogar bei Krebspatienten, die unter den Nebenwirkungen einer Chemotherapie zu leiden haben. Er wirkt verdauungsfördernd und wärmt wunderbar von innen. Als fermentierte Pickles reicht man ihn zu schweren Speisen, um Dynamik zum Essen hinzuzugeben und bei kühlenden Gerichten für den energetischen Wärmeausgleich.

ZUTATEN

2 große Stücke Ingwer
100 ml Ume Su

ZUBEREITUNG

Schälen Sie den Ingwer, und schneiden Sie ihn in sehr dünne Scheiben. Vermengen Sie diese mit Salz und lassen Sie das Ganze für ein paar Stunden stehen. Kochen Sie die restlichen Zutaten kurz auf und lassen Sie sie dann abkühlen. Spülen Sie den Ingwer mit Wasser ab, um das Salz zu entfernen. Geben Sie ihn danach in ein Einmachgefäß. Fügen Sie die abgekühlte Marinade dazu und verschließen Sie das Gefäß. Lassen Sie alles für 2–3 Wochen stehen. .

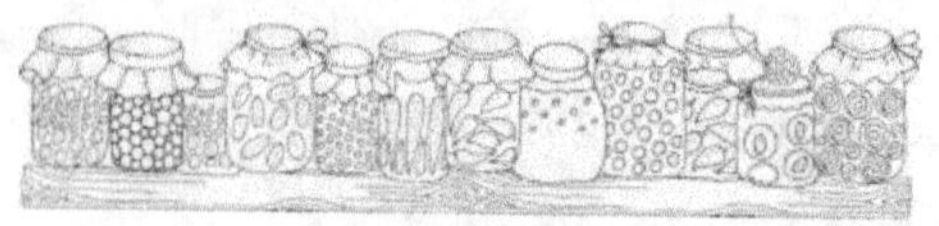

Paprika

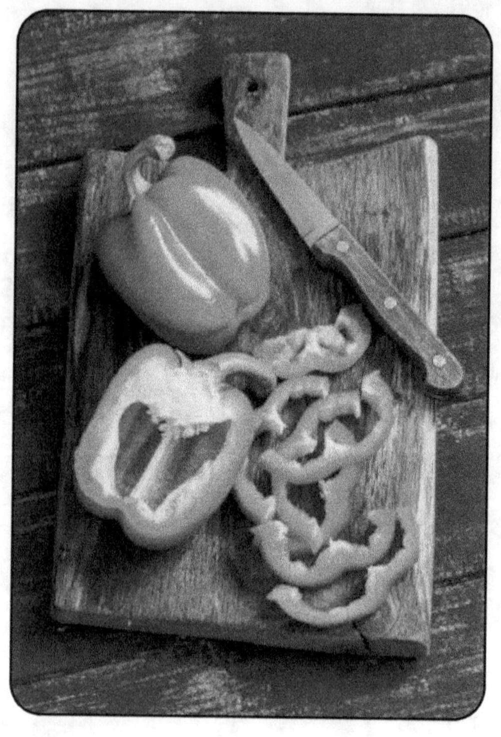

Klar, man kann Paprika auch einfach roh oder gekocht essen, aber fermentiert hat er auch seine Vorteile. Zum einen entstehen natürlich je nach Zusammensetzung die verschiedensten Geschmäcker und man hat eine leckere kleine Beilage zu den verschiedensten Gerichten. Zum anderen erhöht sich der ansonsten sehr saure pH-Wert der Paprika durch den Gärungsprozess. Je länger, desto intensiver.

ZUTATEN

1 kg rote Paprika

1 Handvoll frisches Basilikum

1 Chilischote

½ ELKoriandersamen

1 EL guter gereifter Rotweinessig

1 EL Fleur de sel

2 EL Olivenöl

1 Knoblauchzehe

1 halbe Zitrone

ZUBEREITUNG

Waschen Sie die Paprika, befreien Sie sie von den Stängeln und Kernen, und schneiden Sie die Paprika in längliche Streifen. Schneiden Sie die Zitrone in Scheiben und dann in kleinere Stücke. Schälen Sie den Knoblauch und schneiden Sie ihn in dünne Scheiben. Geben Sie Paprika und Knoblauch mit Basilikum, Öl, Fleur de Sel, Zitrone, Chilischote (ohne Kerne) und Koriandersamen in ein Gefäß und drücken Sie alles mit einer Untertasse fest zusammen. Füllen Sie den Essig ins Glas und gießen Sie dieses mit Wasser auf, sodass alle Zutaten bedeckt sind. Lassen Sie die Paprika mindestens 2 Wochen an einem dunklen Ort stehen. Anschließend können Sie sie noch einige Monate weiter reifen lassen, am besten im Keller

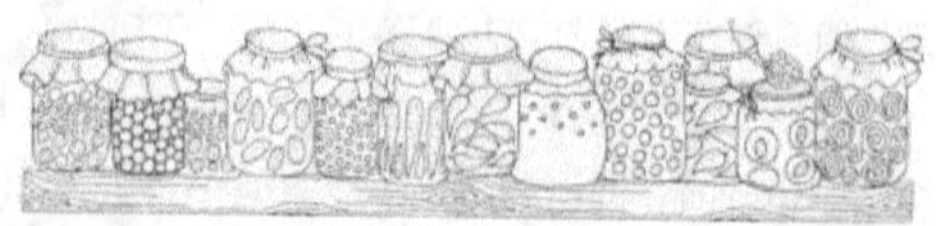

Eingelegte Zwiebeln

Eingelegte Zwiebeln eignen sich hervorragend, um andere Lebensmittel wie Fisch oder Gemüse zu fermentieren, ihnen einen herrlichen Geschmack zu verleihen und den pH-Wert zu erhöhen. Die Zubereitung ist super einfach und die Zwiebeln bekommen schon nach wenigen Tagen ein herrlich süßsäuerliches Aroma

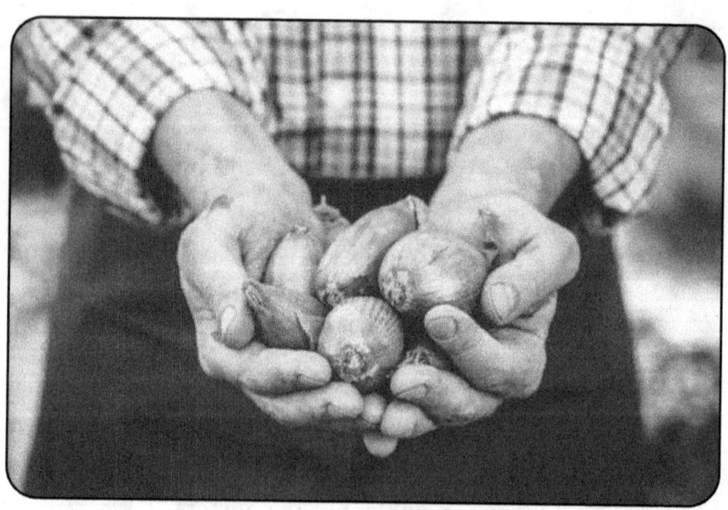

ZUTATEN

500g Zwiebeln
Ume Su

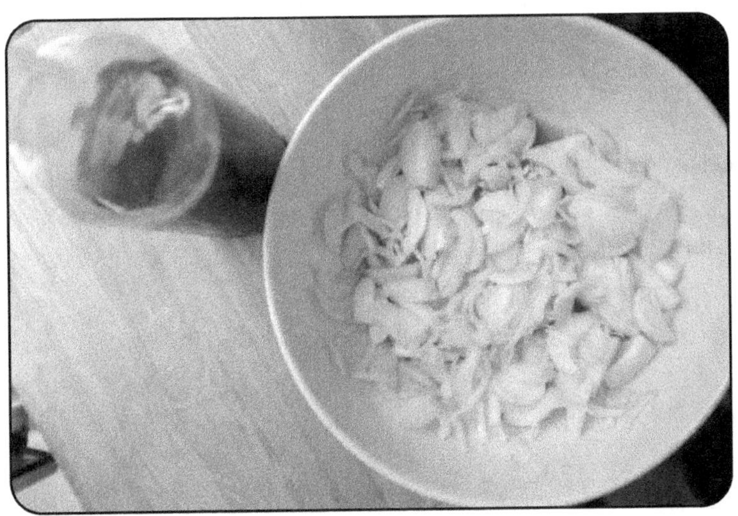

ZUBEREITUNG

Schälen Sie die Zwiebeln und schneiden Sie sie in feine Scheiben. Geben Sie diese in eine offene Glas oder Keramikschale und bedecken Sie die Zwiebeln mit Ume Su. Decken Sie das Gefäß mit einem Tuch oder einem Stück Küchenkrepp ab und lassen Sie es für ein oder zwei Tage in der Küche stehen. Danach können Sie die Zwiebeln im Kühlschrank langsam weitergären lassen. Die eingelegten Zwiebeln halten sich wunderbar und können zum Kochen als Würzgrundlage oder fürs weitere Fermentieren eingesetzt werden.

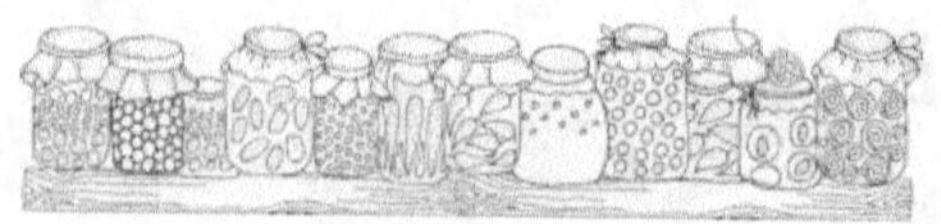

Sauerkraut

Mit eingelegtem Gemüse verbinden wir zuallererst unser Sauerkraut. Obwohl wir bei den Amerikanern als Deutsche zum Teil auch heute noch den Beinamen „Krauts" innehaben - so urdeutsch wie wir meinen ist es bei weitem nicht. Von den Römern bis Pfarrer Kneipp, Sauerkraut hat eine lange Geschichte. Mit 200.000 Tonnen zu Sauerkraut verarbeitetem Weißkohl ist es in unseren Breitengraden das am meisten verwendete vergorene Gemüse.

Doch am besten man bereitet es selbst zu, denn das industriell produzierte Sauerkraut hat nur wenig von den positven Effekten zu bieten, da die Mikrobakterien den Pasteurisierungsprozess zur Haltbarmachung nicht überleben.

In der Volksmedizin ist es aus den Klostergärten des 12. Jahrhunderts bekannt. Ein paar Jahrhunderte später waren die weitläufigen Schiffsreisen ohne das lang haltbare Sauerkraut undenkbar, weil der Verzehr des Vitamin-C-reichen Sauerkrauts Skorbut vorbeugte. Die Chinesen reisten schon vor über 6000 Jahren über die Meere und hatten immer fermentierten Kohl an Bord. Die Inder verwendeten Sauerkrautsaft als therapeutisches Mittel gegen Cholera und Typhus. Sauerkraut ist in der Tat eines der ältesten Super Foods der Welt. Es ist wie viele natürliche Probiotika sehr gut geeignet zum Aufbau der Darmflora, insbesondere nach einer Antibiotika-Behandlung. Es soll beruhigend auf das vegetative Nervensystem wirken und liefert viele B-Vitamine, Folsäure, Zink und Magnesium

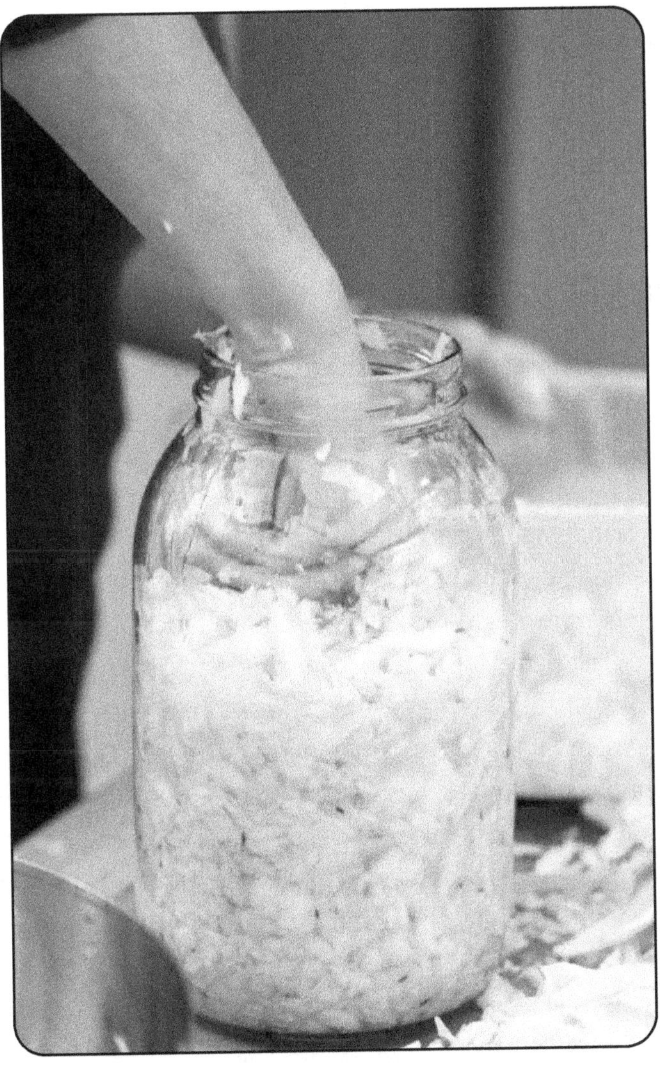

ZUTATEN

1-2 Kilogramm Weißkohl

1 Eßlöffel Meersalz

1 El Wacholderbeeren

6 Lorbeerblätter

2 El Kümmel

Als Starthilfe können Sie auch etwas fertigen Brottrunk hinzugeben und so den Vergärunsprozess besser in Gang bringen.

ZUBEREITUNG

Entfernen Sie die äußeren Blätter vom Weißkohl. Zupfen Sie die Grünkohlblätter von den Stängeln. Schneiden Sie den Weißkohl in grobe Stücke und hobeln Sie beide Kohlsorten in feine Streifen. Mischen Sie das Salz und die übrigen Gewürze mit den Händen unter den Kohl. Legen Sie eine Schicht Kohl in das Gefäß und stampfen Sie mit einem Holzlöffel oder hölzernen Fleischklopfer darauf, bis der Kohl von der austretenden Flüssigkeit bedeckt ist. Dann kommt die nächste Lage Kohl mit der Sie genauso verfahren. Am Ende beschweren Sie den Kohl mit einem Stein oder einem anderen schweren Gegenstand. Während des Vergärungsprozesses sollte der Kohl stets mit Flüssigkeit bedeckt sein. Bei Bedarf gießen Sie abgekochtes, leicht gesalzenes Wasser nach. Luft darf nicht an das Kraut kommen und zugleich müssen die Gase entweichen können. Nach 3–4 Wochen bei Raumtemperatur oder 5–6 Wochen im Keller ist das Sauerkraut verzehrfertig. Es kann aber auch noch etwas weiter vor sich hingären.

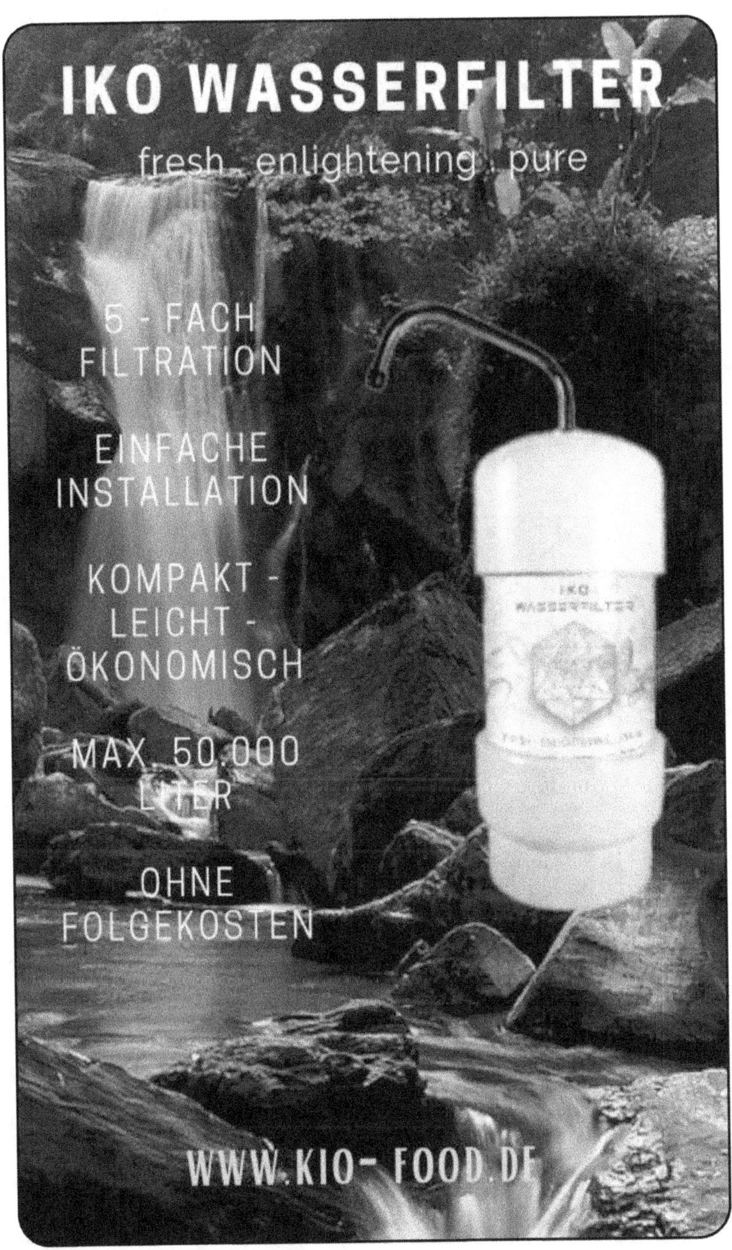

IKO WASSERFILTER
fresh . enlightening . pure
5 - FACH FILTRATION
EINFACHE INSTALLATION
KOMPAKT - LEICHT - ÖKONOMISCH
MAX. 50.000 LITER
OHNE FOLGEKOSTEN
WWW.KIO-FOOD.DE

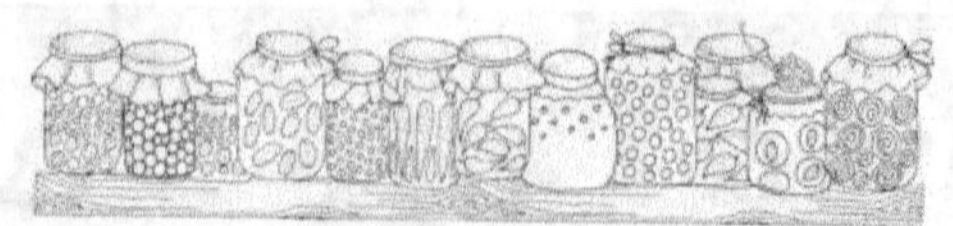

Knoblauchpickles

Nicht erst seit Ilja Rogov ist Knoblauch mehr als ein Geheimtipp. Er ist ein richtiger Gefäßputzer und hat eine desinfizierende Wirkung auf unseren Darm.

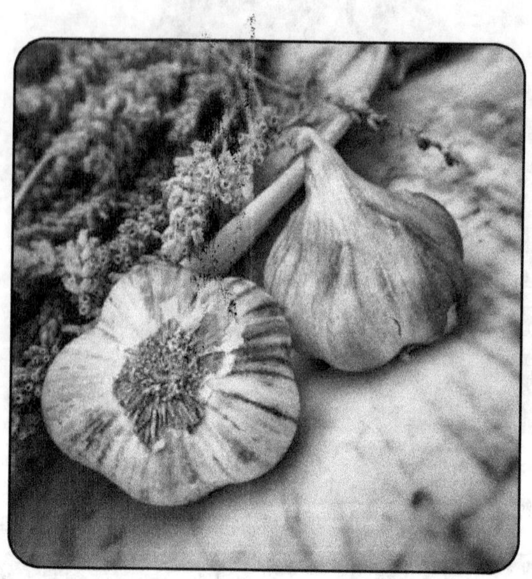

Im alten Ägypten war er so geschätzt, das er sogar als Zahlungsmittel und Grabbeigabe zu Ehren kam. Die Römer sahen in ihm ein Aphrodisiakum und im Mittelalter wurde er gegen die Pest eingesetzt. Knoblauch ist ein Fänger von freien Radikalen, verbessert den Blutfluss und hilft gegen hohen Blutdruck. Er gilt als natürliches Antibiotikum und soll sogar die Liebeskraft stimulieren. Nach ein paar Tagen kann es sein das sich der Knoblauch bläulich verfärbt, das ist nicht weiter schlimm. Es handelt sich um wasserlösliche Pigmente, sogenannte Anthocyanine. Diese sind harmlos und der Knoblauch kann ohne Bedenken verzehrt werden.

ZUTATEN

2x ganzer Knoblauch
1 Tasse Genmai Miso unpasteurisiert (Dunkles Reismiso)

ZUBEREITUNG

Schälen Sie die Knoblauchzehen, und schneiden Sie sie in grobe Stücke. Legen Sie diese in Miso ein und lassen Sie alles mindestens 1 Monat stehen. Der fertige Knoblauch lässt sich gut in Suppen verwenden und passt toll zu Gebratenem

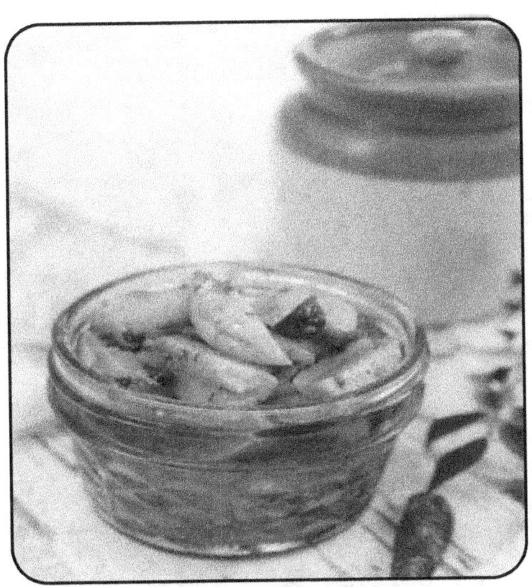

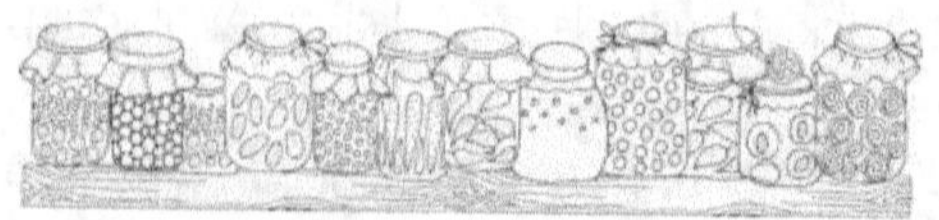

Dillgurken

In weiterer Klassiker sind eingelegte Gurken. Ähnlich wie bei Sauerkraut ist es inzwischen schwierig geworden, ein Originalprodukt zu finden, das nicht hocherhitzt, mit schlechtem Salz, viel Zucker und billigem Essig zubereitet ist. Daher lohnt es sich, die weltbesten Gurken selbst herzustellen. Gurken haben für die Fermentation einen Nachteil – ihren sehr hohen Wassergehalt. Daher werden sie schnell wabbelig. Ich bevorzuge sie knackig, und deshalb ist es hilfreich, ein paar Zutaten zu ergänzen. Es gibt viele unterschiedliche Methoden dafür, in diesem Rezept verwende ich die Blätter von Johannisbeeren

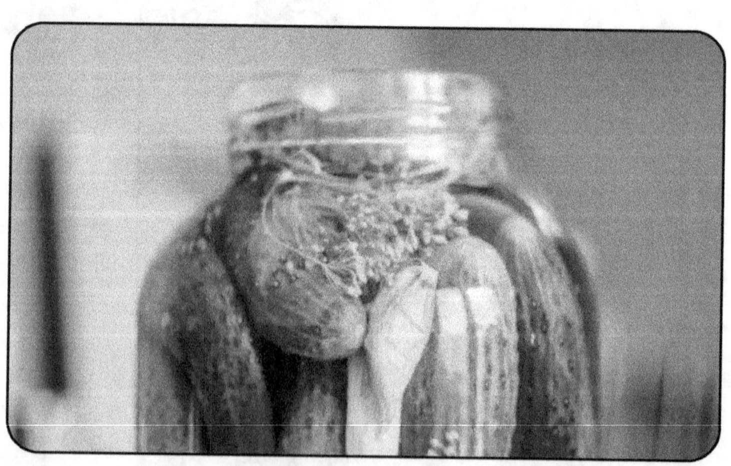

ZUTATEN

10 Gurken

1 EL Senfsaat

5 Johannisbeerblätter

(alternativ gehen auch Eichen- Wein- oder Kirschbaumblätter)

½ Peperoni

3-4 ganz Dillstängel mit Samen

10 Knoblauchzehen

etwas Reisessig

ZUBEREITUNG

Verwenden Sie bei der Fermentation von Gurken etwas mehr Salz, um dem Zerfall entgegenzuwirken. Auf 1 Liter (am besten gefiltertes) Wasser geben Sie 3 EL Salz. Waschen Sie die Gurken und legen Sie sie dann für 3-4 Stunden ins Wasser. Dies trägt ebenso zum Erhalt der Knackigkeit bei. Schneiden Sie dann die Enden ab und stechen Sie jede Gurke mit einem Messer 2–3 Mal 1–1,5 cm tief an. Schneiden Sie die Dillstangen in ca. 10 cm lange Stücke. Schälen und halbieren Sie die Knoblauchzehen. Geben Sie die Gurken, das restliche Salz und alle anderen Zutaten in ein Gefäß und füllen Sie es mit Wasser auf. Beschweren Sie den Inhalt mit einem Gewicht, z.B. einem kleinen Teller. Lassen Sie das Gefäß an einem sonnigen Platz 2–3 Tage stehen, anschließend stellen Sie es für weitere 10–12 Tage an einen kühleren Ort

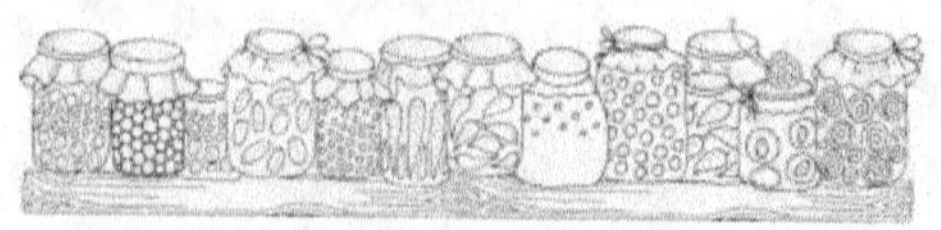

Overnight Oats

Die einfachste Art, Getreide zuzubereiten, ist es zu kochen und dann als Brei oder Grütze zu essen. Erst lange, nachdem die Menschen das Getreide entdeckt hatten, fingen sie an, Brot zu backen. Dieses war hoch beliebt in vielen Kulturen. Sogar als Zahlungsmittel kam es zum Einsatz. In diesem Rezept setzen wir einen Sauerteig an, um daraus ein leicht bekömmliches Frühstücksporridge zuzubereiten. In vielen Teilen der Welt werden heute noch Getreidegrützen fermentiert, weil dadurch die Nährstoffdichte und Energieverfügbarkeit erhöht werden und auch die Darmflora davon profitiert. Das fertige Porridge können Sie dann gesüßt mit Reissirup, Mandelmus oder Ahornsirup genießen. Etwas saisonales Obst passt natürlich auch gut dazu. Oder Sie probieren es in einer pikanten Variante mit einer Ume Su-Tahin-Mischung und etwas Ghee.

ZUTATEN

100g Haferflocken
Wasser
Salz
Zimt

ZUBEREITUNG

Vermischen Sie die Haferflocken mit Wasser, Salz und Zimt. Je weniger Wasser Sie verwenden, desto dicker wird der Brei. Lassen Sie die Mischung über Nacht zugedeckt stehen. Am nächsten Morgen kochen Sie den Brei für ein paar Minuten bei mittlerer Hitze. Geben Sie etwas mehr Wasser dazu, falls der Brei Ihnen zu dickflüssig ist. Statt Wasser können Sie auch Reis- oder Haferdrink verwenden. Ergänzen Sie die süße Variante noch mit ein paar Kokosflocken, etwas Sanddornsoße und ein paar Blaubeeren oder einem halben Apfel.

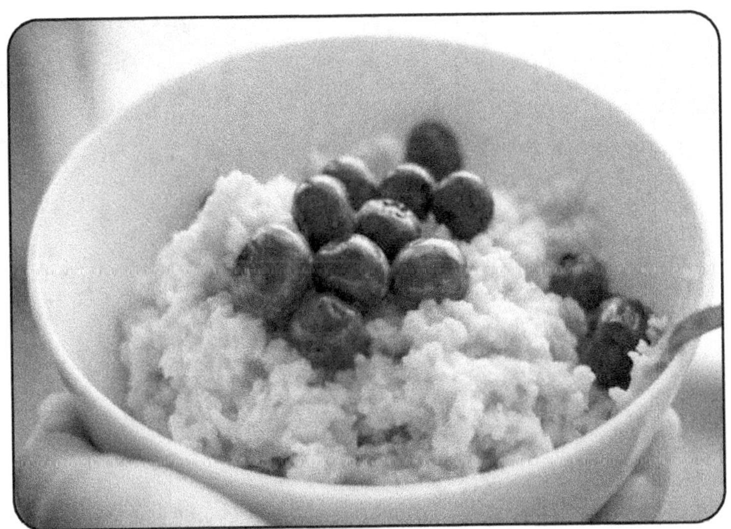

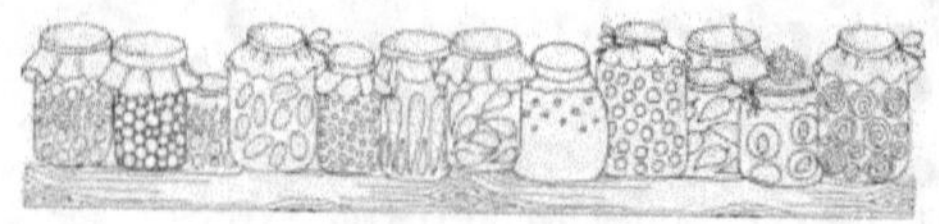

Kimchi

Eines der bekanntesten fernöstlichen Fermentationsgenüsse ist koreanisches Kimchi. Das Nationalgericht gibt es als würzige Beilage bei fast jedem Gericht. Auch bei uns wird er immer beliebter und steht in einigen asiatischen Restaurants auf der Vorspeisenkarte. Für die Koreaner ist der Zusammenhang von Essen und Gesundheit auch heute noch von Bedeutung, deshalb wird die Vitaminbombe Kimchi gern gegessen, um das Immunsystem zu stärken. Er soll aber auch Haut, Haare und Nerven stärken und die Blutbildung stimulieren.

ZUTATEN

2 mittlere Köpfe Chinakohl

1 weißer Rettich

3 Frühlingszwiebeln

1 kleine Karotte

1 Bund Schnittlauch

1 frische rote Chilischote

2 EL Knoblauch

2 EL Ingwer

1 TL Zucker

2 EL Reiskleie

10 EL Wasser
Chili-Flocken
grobes Meersalz

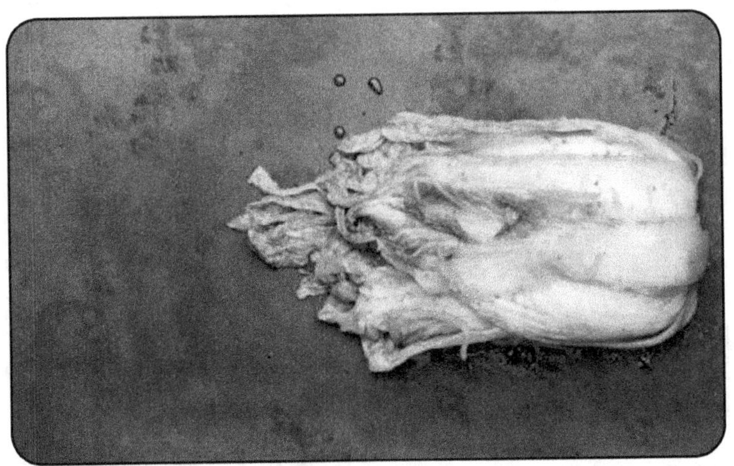

ZUBEREITUNG

Halbieren Sie den Chinakohl und waschen Sie die Hälften sorgfältig. Reiben Sie Blatt für Blatt mit grobem Meersalz ein und lassen Sie alles über Nacht in einem verschließbaren Behälter aus Plastik oder Steingut bei Zimmertemperatur ruhen. Waschen Sie am nächsten Tag die gesalzenen Kohlhälften gründlich ab und drücken Sie die Flüssigkeit gut aus. Die Blattenden sollten jetzt schlaff sein. Schneiden Sie dann eine Hälfte des Rettichs und die Karotte in ca. 3 cm lange, dünne Streifen. Schneiden Sie den Schnittlauch und die Frühlingszwiebeln in ebenso lange Streifen. Zerteilen Sie die andere Hälfte des Rettichs in ca. 3 cm große Würfel. Für die würzig-scharfe Marinade pürieren Sie zunächst Knoblauch,

Chilischote und Ingwer in einem Mixer und verrühren Sie sie mit dem Zucker zu einer Marinade. Verrühren Sie dann die Reiskleie mit 10 EL heißem Wasser zu einer Paste, und binden Sie die rote Marinade damit. Schmecken Sie sie mit Chiliflocken ab.

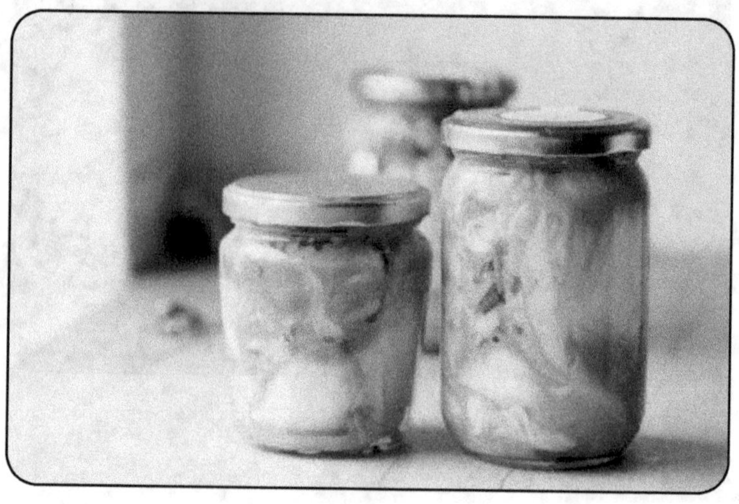

Geben Sie die Marinade in ein ausreichend großes Gefäß, und ziehen Sie die Rettich- und Karottenstreifen sowie die Frühlingszwiebeln hindurch. Geben Sie das Gemüse in den Gärtopf. Wenden Sie die Rettichwürfel in der Marinade, und geben Sie sie dann ebenfalls in den Gärtopf. Reiben Sie die Kohlhälften wie am Tag zuvor, statt mit Salz nun mit der Marinade Blatt für Blatt sorgfältig ein. Dafür empfehle ich Gummihandschuhe. Drücken Sie die Blätter anschließend wieder aneinander. Legen Sie die Kohlhälften mit der Schnittfläche nach oben ebenfalls in den Gärtopf. Schwenken Sie das Gefäß, in dem mariniert wurde, mit einer halben Tasse Wasser aus, und geben Sie die Flüssigkeit über den Kohl. Geben

Sie den Schnittlauch dazu. Verschließen Sie den Gärtopf, und lassen Sie den Kimchi 1–2 Tage bei Zimmertemperatur ziehen. Danach sollte man die Mischung in den Kühlschrank legen. Lassen Sie sie dort noch einmal 2 Tage fermentieren. Erst dann ist der Kimchi fertig zum Verzehr. Er kann im Kühlschrank noch einige Zeit aufbewahrt werden.

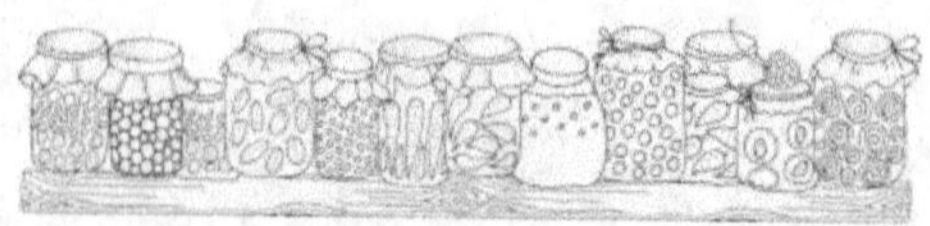

Chilli!

Dieses Rezept ist für Freunde feuriger Genüsse. Die Chilis eignen sich gut als Marinade für herzhafte Gerichte. Aber Vorsicht, nicht verbrennen!

1-2 Chillschoten
Kokosöl
Zitronengras
2-3 Zwiebeln
2 EL Apfeldicksaft
Salz

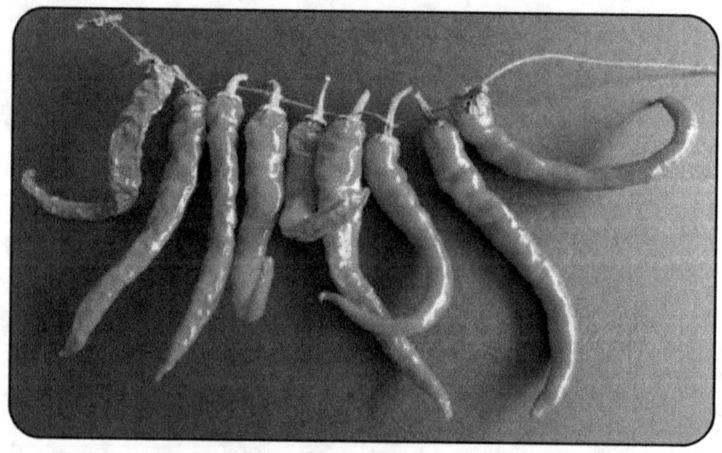

Waschen Sie die Chilischoten, entfernen Sie die Stiele, und schneiden Sie die Schoten in Ringe. Geben Sie diese in das Einmachglas. Hacken Sie Zwiebeln und Zitronengras klein. Salzen Sie beides reichlich und geben Sie es mit dem Apfeldicksaft zu den Chilis. Erhitzen Sie das Kokosöl in einem kleinen Gefäß und geben Sie es über die Mischung. Verschrauben Sie das Einmachglas und schütteln Sie es gut durch. Lassen Sie es 2–3 Tage an einem sonnigen, hellen Platz stehen. Fügen Sie danach etwas hinzu.

Lassen Sie die Chilis weiterfermentieren und schütteln Sie das Glas immer mal wieder etwas durch. Nach ca. 2 Wochen haben die Chilis schon einen guten sauren Geschmack entwickelt. Lassen Sie alles weitergären oder verlangsamen Sie den Prozess, indem Sie das Glas in den Kühlschrank stellen.

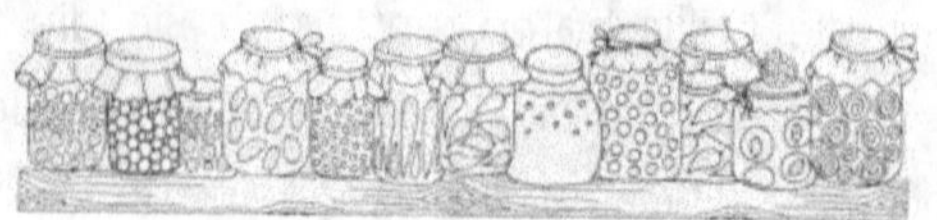

Eingelegte Salzzitronen

Salzzitronen sind eine marokkanische Spezialität, die einige Wochen in Salzlake reift und ein beliebtes Würzmittel für traditionelle Tajine-Gerichte ist. Die Salzzitronen werden vielseitig eingesetzt, um auch Speisen mit Geflügel, Lamm oder Fisch mit dem frischen sauer-salzigen Zitrusgeschmack abzurun den. Geöffnet im Kühlschrank sind die Zitronen ca. 4 Monate haltbar

ZUTATEN:

15 Bio-Zitronen
10 EL grobes Meersalz
1 EL Schwarzkümmel
Olivenöl
Wasser

ZUBEREITUNG

Die Zitronen unter heißem Wasser gründlich waschen.
In kochendem Wasser 5 Minuten blanchieren.

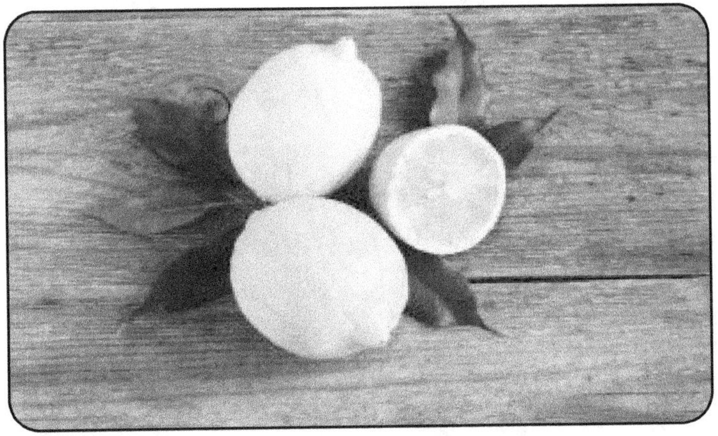

Pressen Sie 5 Zitronen aus. Waschen Sie die restlichen
Zitronen gründlich unter heißem Wasser und blanchieren Sie
sie anschließend 5 Minuten. Schneiden Sie jede Zitrone der
Länge nach 4 Mal so tief ein, dass die Zitrone in der Mitte noch
zusammenhält. Reiben Sie pro Zitrone 1 EL grobes Meersalz
in die Einschnitte. Dann stapeln Sie die Zitronen in einem
Weckglas. Geben Sie den Zitronensaft darüber und füllen Sie
das Glas so weit mit kochendem Wasser auf, dass die Zitronen
vollständig bedeckt sind, aber noch etwas Platz für das Olivenöl
bleibt. Lassen Sie die Zitronen 5 Tage ziehen und schwenken
Sie das Glas immer mal wieder. Nach 5 Tagen geben Sie das
Olivenöl dazu. Lassen Sie alles mehrere Wochen an einem
dunklen, kühlen Ort ziehen. Vor dem Verwenden spülen Sie
die Salzzitronen mit Wasser ab, sonst sind sie zu salzig.

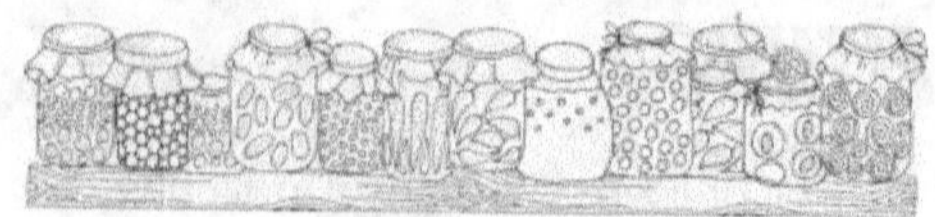

Schalotten Pickles

Diese einfach schmackhaften und leicht zubereiteten Pickles aus Schalotten passen zu vielen Gerichten, z.B. mit Hirse oder Reis und liefern eine interessante Würze

ZUTATEN

1kg frische Schalotten

50g Salz

150 ml Wasser

2 EL geröstetes Sesamöl

200 ml Genmai Su

2 TL roter Pfeffer

ZUBEREITUNG

Säubern Sie die Schalotten und entfernen Sie den Strunk. Füllen Sie sie in das Einmachgefäß und geben Sie die restlichen Zutaten hinzu. Achten Sie darauf, dass das Gefäß nicht bis ganz oben gefüllt ist, sodass eventuell entstehende Gärungsgase noch Platz finden.

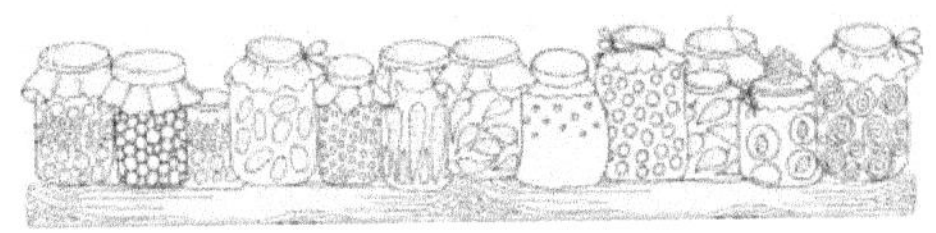

Meerettich

Ein traditionelles Hausmittel ist unser heimischer Meerrettich, der auch als Kren bekannt ist. Er hat es wirklich in sich und wurde nicht ohne Grund als Antibiotikum der Bauern bezeichnet, denn er hat eine antivirale und antibakterielle Wirkung. Meerrettich ist wirksam bei Erkältungen und stärkt die Abwehrkräfte. Er ist würzig-scharf und macht Appetit. Vorsicht bei empfindlichem Magen!

ZUTATEN

250 g Meerrettich
6 EL Genmai Su
1 knapper EL Bambussalz

ZUBEREITUNG

Schälen Sie den Meerettich und entfernen Sie eventuelle holzige Teile. Reiben Sie den Rettich auf einer Küchenreibe über einer Schüssel. Schützen Sie Ihre Nase und Ihren Mund mit einem Tuch vor den starken ätherischen Ölen. Mischen Sie den Rettich anschließend mit Genmai Su, Reissirup und

Salz und geben Sie alles in das Einmachgefäß. Lassen Sie den Meerrettich mindestens 10 Tage ziehen. Wenn er nach dieser Zeit ihrem Geschmack entspricht, lagern Sie ihn im Kühlschrank – dort ist er die nächsten Monate haltbar.

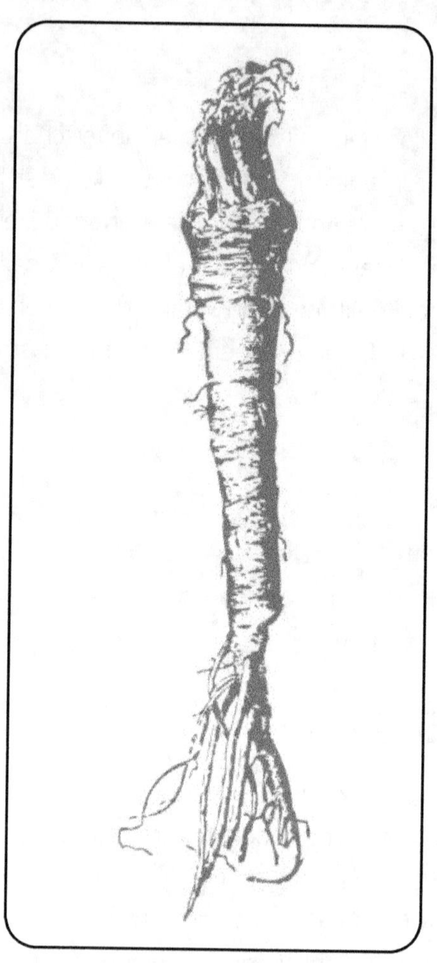

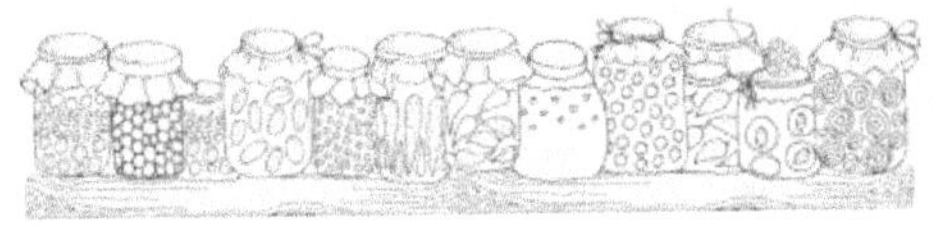

Kombu Pickles

Kombu-Pickles sind traditionelle Pickles aus der japanischen Küche. Sie sind sehr mineralreich und sollen laut Makrobiotik hilfreich sein bei Krampfadern, Hämorrhoiden und allgemeinen Gefäßkrankheiten. Die Kombu Alge findet in der japanischen Küche reichlich Anwendung in Suppen und Brühen und liefert wertvolle Mineralien.

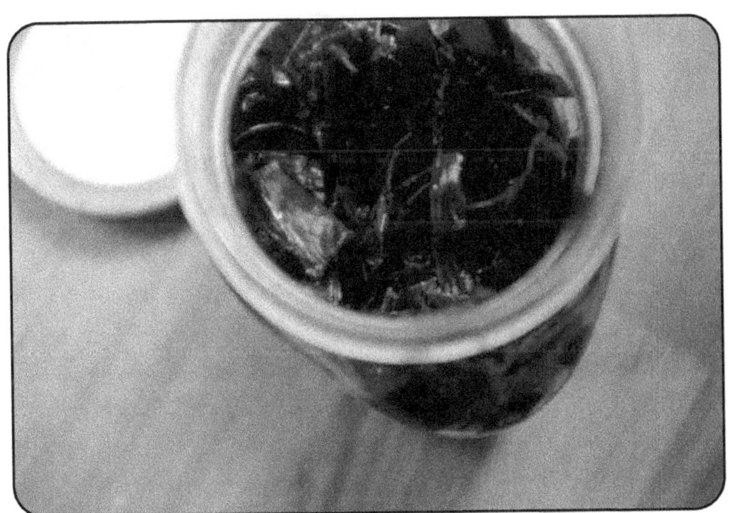

ZUTATEN

100g getrocknete Kombualge
4 El Shoyu
2 EL Genmai Su
5 EL Sake
2 EL Mirin
2 EL brauner Zucker
1 EL Ingwersaft

ZUBEREITUNG

Reinigen Sie die Kombu-Alge gründlich und legen Sie sie in Wasser ein, bis sie so weich ist, dass sie geschnitten werden kann. Schneiden Sie sie in mundgerechte Stücke. Legen Sie sie dann wieder ins Einweichwasser, geben Sie Reisessig hinzu und lassen Sie das Ganze für eine Stunde stehen. Geben Sie die Alge samt der Flüssigkeit und der anderen Zutaten in eine schwere Pfanne. Kochen Sie alles kurz auf und reduzieren Sie die Hitze. Bei Bedarf geben Sie etwas Wasser hinzu, falls alles zu trocken werden sollte. Köcheln Sie die Kombu-Algen so lange, bis sie sehr weich sind und nur noch wenig Flüssigkeit in der Pfanne ist. Geben Sie noch etwas Shoyu hinzu – die Alge sollte am Ende glänzend und karamellisiert sein. Geben Sie alles in ein Gefäß und lagern Sie es im Kühlschrank.

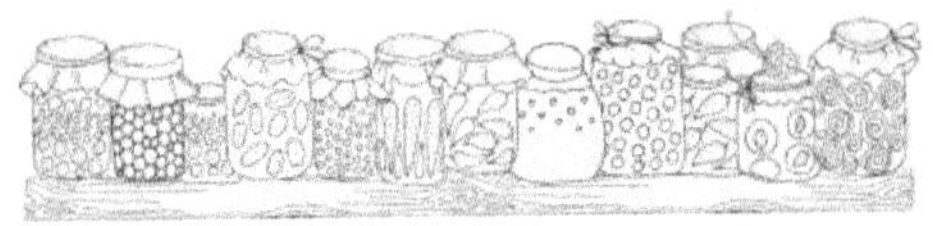

Ginger Beer

Genießen Sie ein erfrischendes Sommergetränk!

Ginger Beer wird in 2 Schritten hergestellt. Zuerst muss ein sogenannter Ginger-Bug herangezüchtet werden. Ein lebender Organismus, der für die Zubereitung des Ingwer-Bieres gebraucht wird und ihm so seinen einzigartigen, leicht herben Geschmack verleiht. Du kannst ihn ganz leicht selbst herstellen. Nach 5-10 Tagen ist er aktiv genug, um mit ihm Ginger Beer zu brauen. Ähnlich wie beim Brauen eines richtigen Bieres, spielen auch beim Ginger Beer winzige Kulturen eine große Rolle, doch anders als beim echten Bierbrauen, ensteht beim Fermentieren des Ingwers so gut wie kein Alkohol. Ginger Beer enthält somit genauso viel Alkohol wie ein alkoholfreies Bier. Da der tatsächliche Alkoholgehalt zuhause nicht zu 100 % bestimmt werden kann, sollten Kinder vorsichtshalber lieber etwas anderes trinken.

ZUTATEN:

75 g Bio-Ingwer
75 g Rohrzucker
1 Einweckglas

HERSTELLUNG BUG:

Im ersten Schritt, 1 EL Ingwer samt Schale reiben oder in kleine Würfel schneiden und in das Glas füllen. Dann zusammen mit 1 EL Rohrzucker und 300 ml Wasser auffüllen, kurz verrühren. Spannen Sie ein Küchenpapier mit Gummi darüber um es abzudecken.

Am nächsten Tag erneut 1 EL frisch geriebenen Ingwer mit Schale und 1 EL Rohrzucker hinzufügen. Dieser Vorgang sollte die nächsten 5 Tage, auf die gleiche Weise wiederholt werden. Fängt das Ingwer-Gemisch an Blasen zu schlagen, kann das Brauen beginnen.

Achtung: Es kann auch schon ab Tag 3 oder 4 soweit sein. Also, unbedingt aufmerksam bleiben. Finden Sie nicht direkt die Zeit, den brodelnden Bug zu Ginger Beer zu verarbeiten, bewahren Sie ihn, ab jetzt im Kühlschrank auf und „füttern" Sie ihn ein Mal pro Woche mit 1 EL Ingwer und 1 EL Zucker.

ZUTATEN GINGER BEER:
(2 FLASCHEN Á 1 LITER)

2 EL Ginger Bug

1 Stück (2 cm) Bio-Ingwer

1-2 Bio Zitronen

800 ml kochendes Wasser

200 ml frisch gepressten Orangensaft

2 EL Ahornsirup oder Reissirup

2 Glasflaschen á 1 l

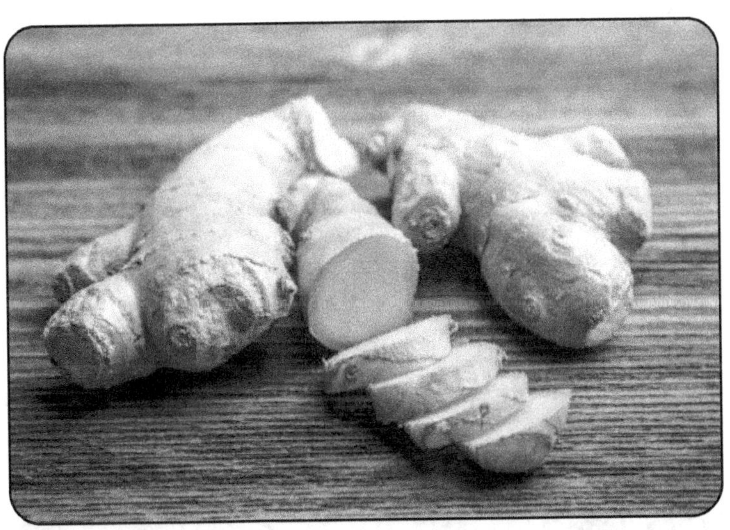

ZUBEREITUNG GINGER BEER:

1 EL Ginger Bug in je eine Glasflasche füllen. Den Ingwer samt Schale in einen Topf reiben und mit dem kochenden Wasser übergießen. Dann abkühlen lassen.

Anschließend das abgekühlte Wasser-Ingwer-Gemisch mit den frischen Orangensaft und den Ahornsirup zum Inwger Bug in die Flaschen geben. Flüssgkeit gleichmäßig aufteilen, sodass die Flaschen jeweils nur zu 2/3 gefüllt sein.

Das Ginger Beer bei Zimmertemperatur 12 Stunden fermentieren lassen. Im Anschluss die Flaschen vorsichtig über dem Spülbecken öffnen, damit die entstandenen Gase entweichen können. Weitere 12 Stunden fermentieren und die Flaschen anschließend nochmals vorsichtig öffnen, damit die Kohlensäure entweichen kann.

Das fertige Getränk ab jetzt im Kühlschrank aufbewahren. Die Flaschen unbedingt weiterhin 1xtäglich öffnen, damit sich nicht zuviel Druck aufbaut und ein Explosionsgefahr entsteht.

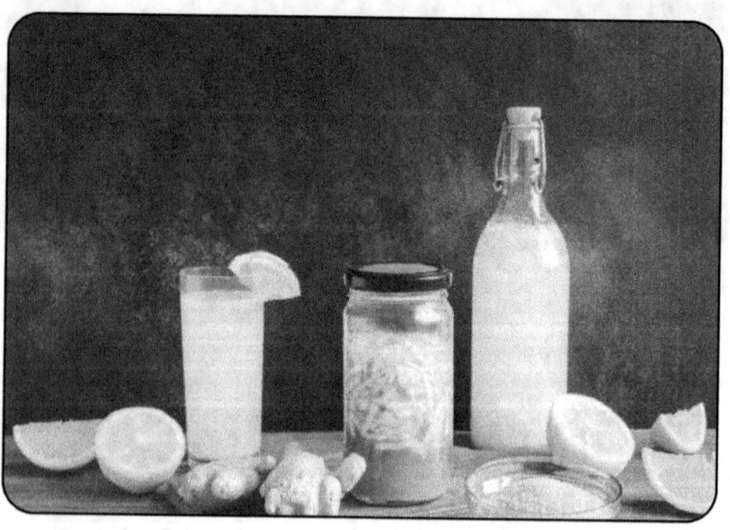

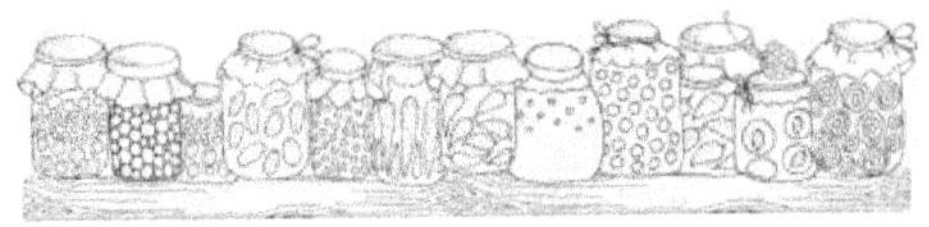

Natto

Natto ist eine sehr beliebte Spezialität in Japan, für den westlichen Geschmack auf den ersten Geruch aber gewöhnungsbedürftig. Sobald man sich aber etwas daran, gewöhnt hat, sind diese fermentierten Sojabohnen ein unvergleichlicher Genuss, vor allem auch in der Wirkung. Durch die Fermentation entsteht das einzigartige Enzym Nattokinase und dieses trägt zur Produktion von Vitamin K2 in unserem Darm bei. Vitamin K reguliert vor allem den Calciumspiegel und die Blutgerinnung. Verkalkungen sollen dadurch verhindert oder sogar aufgehoben werden können. Nicht zuletzt trägt das Vitamin zu einer gesunden Herz-Kreislauffunktion und zur Krebsvorbeugung bei. Vitamin K1 ist zum Teil in grünem Gemüse enthalten, und Vitamin K2 kann man etwa auch aus Eiern, Butter und Käse schöpfen. Kaum ein Gericht regt aber eine so hohe Produktion an wie Natto.

Für diese Fermentation brauchen wir eine bestimmte Starterkultur die sie problemlos im Internet erwerben können.

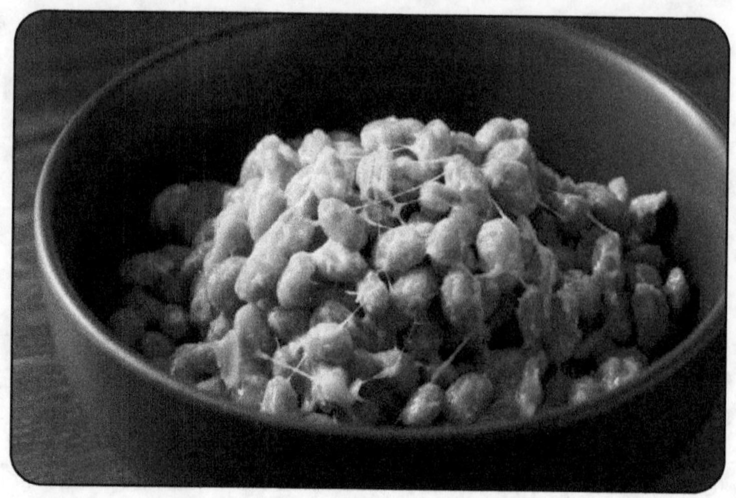

ZUTATEN

1 Packung Sojabohnen 500g
Natto Starter (Bacillus subtilis var. Natto)

ZUBEREITUNG

Weichen Sie die Sojabohnen über Nacht in Wasser ein. Gießen Sie das Einweichwasser ab, und kochen Sie die Bohnen mit 2 Liter Wasser zügig auf. Lassen Sie sie für ca. 6 Stunden bei schwacher Hitze simmern. Wenn Schaum entsteht, schöpfen Sie ihn ab. Im Druckkochtopf geht das Ganze natürlich schneller. Die Bohnen sollten sich zwischen den Fingern zerdrücken lassen. Gießen Sie das Kochwasser ab und lassen Sie die Bohnen auf ca. 40 °C abkühlen. Geben Sie sie in einen Glas- oder Keramikbehälter. Sie sollten nicht höher als 5 cm aufgeschichtet sein. Jetzt kommt der Bazillus ins Spiel! Verteilen Sie ihn gleichmäßig über die Bohnen und mischen Sie alles durch. Streichen Sie die Bohnen glatt und decken Sie das Gefäß mit Frischhaltefolie ab. Stechen Sie mit einer Nadel im Abstand von je 1 cm Löcher in die Folie, damit die Bakterien atmen können.

Decken Sie alles mit einem Frotteehandtuch ab und lassen Sie es 6–8 Stunden bei 40 Grad fermentieren. Für intensivere Geschmackserlebnisse lassen Sie den Bakterien noch mehr Zeit zum arbeiten, 18 Stunden plus. Das Natto ist fertig, wenn es beim Abziehen der Folie Fäden zieht. Die Bohnenmasse ist teils locker, teils kompakter und verströmt ein kräftiges Aroma von Ammoniak, wie man es auch von gut gereiftem Käse kennt. Es sollte luftdicht verschlossen werden und kann im Kühlschrank 1–2 Wochen aufbewahrt werden. Wenn Sie auf den Geschmack kommen und Natto zuverlässiger herstellen möchten, empfehle ich Ihnen die dafür angebotenen Wärmeboxen.

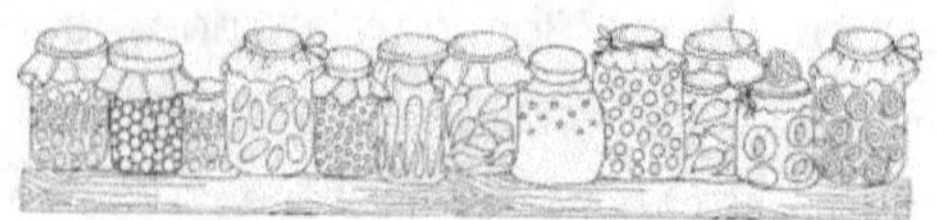

Artischocken

Artischocken sind eines meiner Lieblingsgemüse geworden. Man kann Sie einfach gekocht genießen mit einem leckeren Dip z. B. selbstgemachter Mayo oder Ailo (Rezepte aus dem Buch „Die Chi-Küche").

Fermentiert sind sie ebenfalls ein Highlight und man sagt ihnen Leber- und verdauungsstärkende Eigenschaften zu. Sie helfen gut bei Magen-Darm-Beschwerden, senken den Cholesterinspiegel, verbessern die Fettverdauung und regen die Darmbeweglichkeit an. Genießbar an ihr ist – und das auch nur in gekochtem Zustand – ihre zapfenartige Riesenknospe mit dachziegelartig übereinander steckenden Blütenblättern in violett oder grün. In Nordeuropa war sie als Speise früher nur sehr wohlhabenden Kreisen vorbehalten, denn sie gedeiht nur in warmem Klima, so dass sie importiert werden musste.

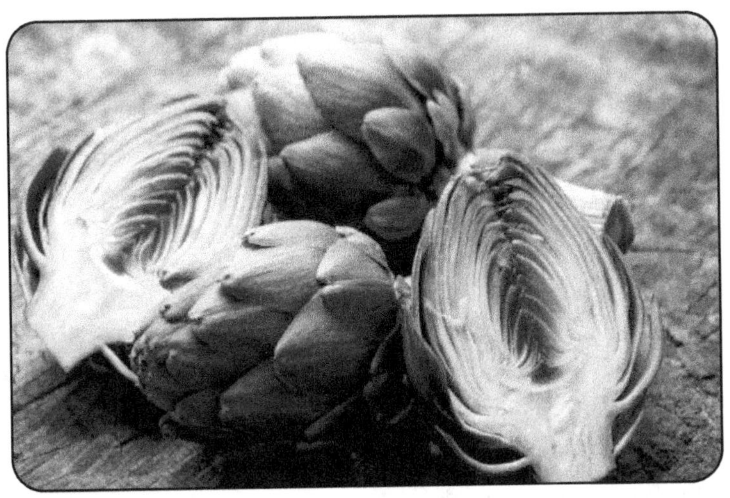

ZUTATEN

1 kg Artischocken
guter gereifter Balsamico
2 Zitronen
5 Lorbeerblätter
1 Knoblauch
helles Reismiso

ZUBEREITUNG

Schneiden Sie den Strunk von den Artischocken ab und entfernen Sie die äußeren Blätter. Sie können sowohl mit den inneren Blättern und den Artischockenherzen arbeiten als auch nur mit einem von beidem. Die Artischockenherzen sind sicherlich die begehrtesten Teile, aber auch die Blätter beinhalten wertvolle Bitterstoffe und sind nicht zu verachten. Sollten Sie nur Artischockenherzen fermentieren wollen, müssen Sie mehr Artischocken einkaufen. Zupfen Sie die weicheren, grünen Blätter einzeln ab, bis Sie zum Herz kommen. Das »Heu« müssen Sie abheben. Schneiden Sie das Herz in mundgerechte Stücke. Lösen Sie Miso und Salz in 500 ml Wasser auf. Geben Sie alle Artischockenteile in ein Gefäß Ihrer Wahl und begießen Sie es mit der Salzlake. Falls die Artischocken nicht ganz bedeckt sind, gießen Sie noch Wasser nach. Schneiden Sie die Zitronen in feine Scheiben und geben Sie sie mit dem Balsamico und den restlichen Zutaten hinzu. Lassen Sie das Glas 2–3 Wochen bei Zimmertemperatur stehen. Anschließend können Sie es im Keller oder einem kühleren Raum aufbewahren.

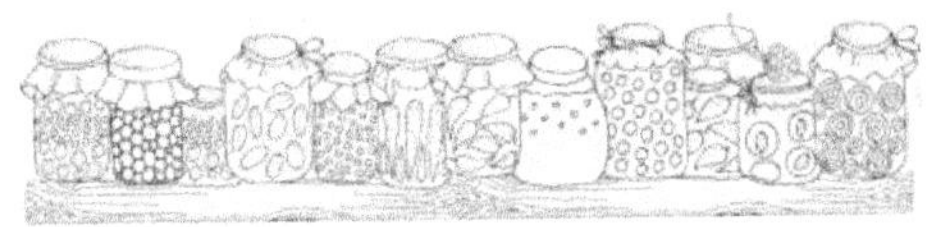

Okra's

Bei uns weitestgehend unbekannt, erfreuen sich die grünen, langen Gemüseschoten in vielen Regionen der Welt großer Beliebtheit. Okraschoten wurden schon vor über 4000 Jahren angepflanzt und sind wegen ihres Aussehens auch unter dem Namen Ladyfinger bekannt. Sie stammen ursprünglich aus Afrika und eignen sich zum Dünsten, Braten oder Kochen, z.B. in Currys. In dieser Variante legen wir sie mit ein paar Tomaten und Knoblauch ein und fügen dem herben Geschmack noch ein frisch-säuerliches und scharfes Element hinzu. Okraschoten sollen helfen, den Blutzuckerspiegel zu optimieren, überschüssiges Cholesterln abzubauen und die Verdauung anzu regen. Sie liefern eine Menge Antioxidantien und wertvolle Pflanzenproteine. In der Regel werden Sie frische Okraschoten nur im Asialaden kaufen können, daher ist Bio-Qualität nicht garantiert, aber der Geschmack lohnt sich.

ZUTATEN

500g Okraschoten

8 Kirschtomaten

1-2 Pepperoni

3 Knoblauchzehen

ZUBEREITUNG

Waschen Sie alle Zutaten gründlich, und entfernen Sie die Stiele von den Okraschoten und den Tomaten. Schälen Sie den Knoblauch und schneiden Sie ihn in ca. 1 cm kleine Stücke. Geben Sie alles dicht gepresst in das Einmachgefäß. Lösen Sie das Salz in Wasser auf und füllen Sie das Gefäß damit auf, sodass alles gut bedeckt ist.

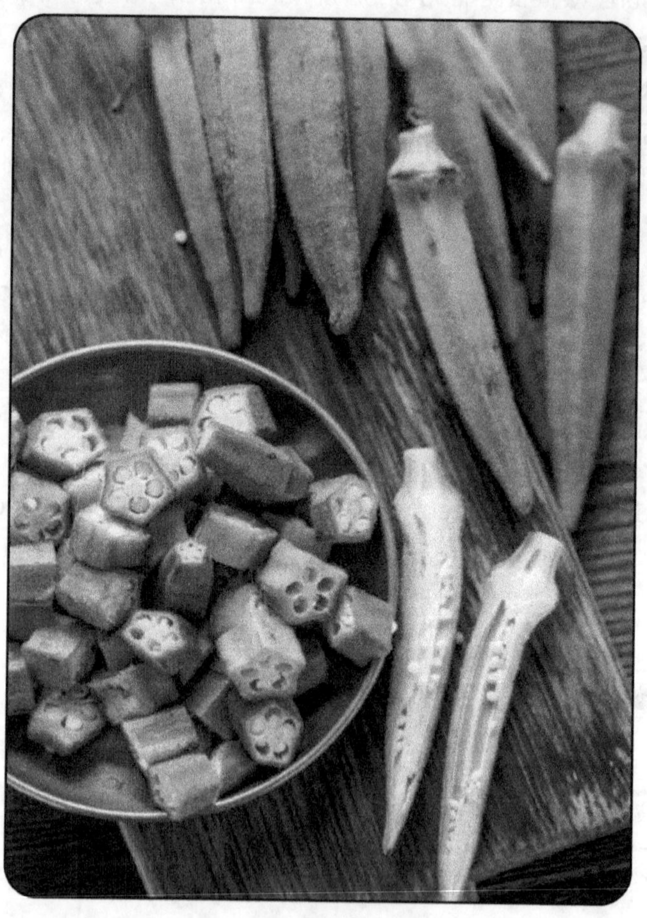

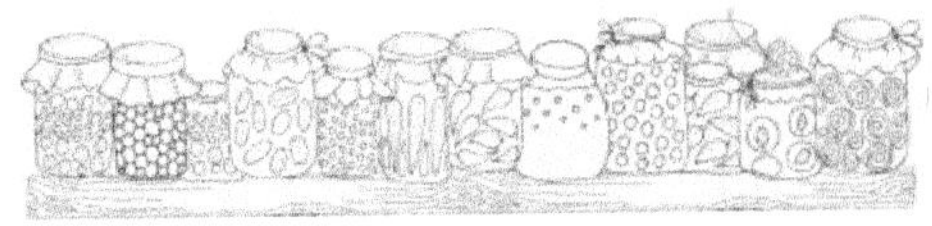

Karottenpickles

In diesem Rezept »yangisieren« wir die Karotten, bevor wir sie mithilfe der Mikroben weiterverarbeiten. Dafür schmoren wir sie kurz in einer Pfanne und holen dadurch schon einige Aromen hervor. Die süßen Karotten entwickeln zusammen mit den Gewürzen alle fünf Geschmacksrichtungen und ergeben ein wunderbar pikantes 5-Elemente-Pickles. .

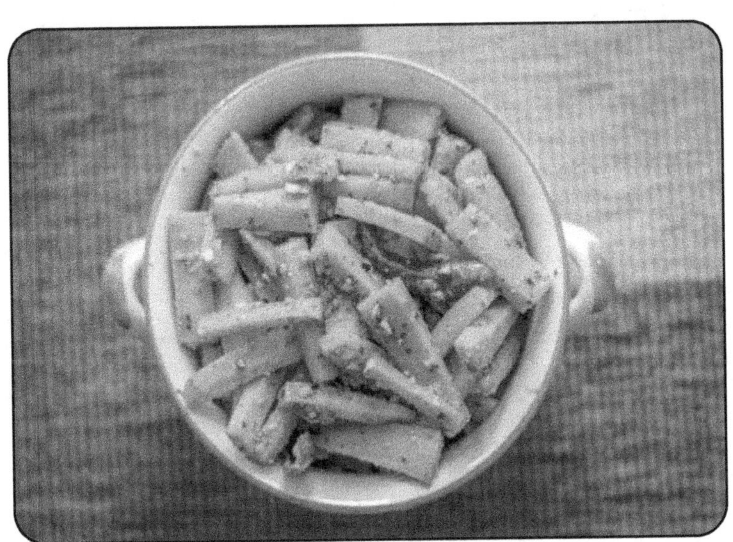

ZUTATEN

300g Karotten
1 EL gerösteten Sesam
1 EL Reismiso
3 Stück frische Kurkumawurzel
½ EL Kreuzkümmel
6 Curryblätter
1 EL Kokosöl
1 Stück frischer Ingwer daumengroß
1 EL Mirin
1 EL Ingwersaft
2 EL Zitronensaft
2 EL Genmai Su (Reisessig)
3 EL Ume Su

ZUBEREITUNG

Schälen Sie den Ingwer und den Kurkuma, und schneiden Sie beides in feine Stücke. Schneiden Sie die Möhren in Sticks und geben Sie sie zusammen mit Ingwer, Kreuzkümmel, Curryblättern, Kurkuma und Sesam in eine Pfanne, in der sie das Kokosöl erhitzt haben. Bei mittlerer Hitze lassen Sie alles knapp 1 Minute schmoren. Nehmen Sie das Gemüse aus der Pfanne und lassen Sie es etwas abkühlen. Geben Sie anschließend alles mit den restlichen Zutaten in ein Einmachgefäß und lassen Sie wie immer zwischen Deckel und Gemüse etwas Platz für die Gärungsgase.

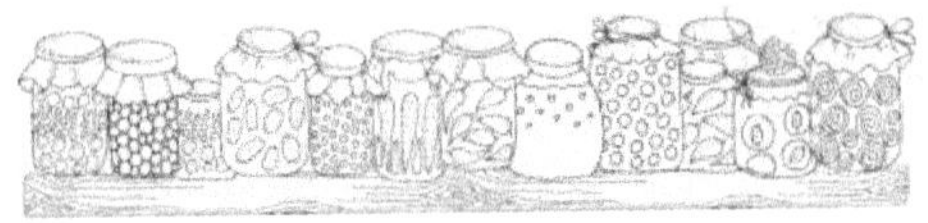

Wurzelmix

Die von Haus aus süßen Wurzelgemüse stehen in der 5 Elemente Lehre für das Erd-Element und nähren die Organe der Mitte Milz, Pankreas und Magen. Insbesondere die Wurzelpetersilie ist laut TCM wertvoll für die

Bauchspeicheldrüse. Für dieses Rezept können Sie die einzelnen Zutaten entweder raspeln oder in feinen Scheiben schneiden.

ZUTATEN

2 x Wurzelpetersilie

2x Karotten

1x Kohlrabi

Ume Su

ZUBEREITUNG

Waschen Sie alle Wurzeln und entfernen Sie eventuell dunklere Stellen. Schneiden Sie die Wurzelpetersilie in längliche Sticks, die Karotten und den Kohlrabi in Scheiben. Geben Sie alles in ein Gefäß und drücken Sie den Inhalt dicht zusammen. Lösen Sie das Salz in Wasser auf und füllen Sie das Glas damit auf, sodass das Gemüse komplett bedeckt ist. Verschließen Sie das Glas, und lassen Sie es 3 Wochen an einem dunklen Ort stehen.

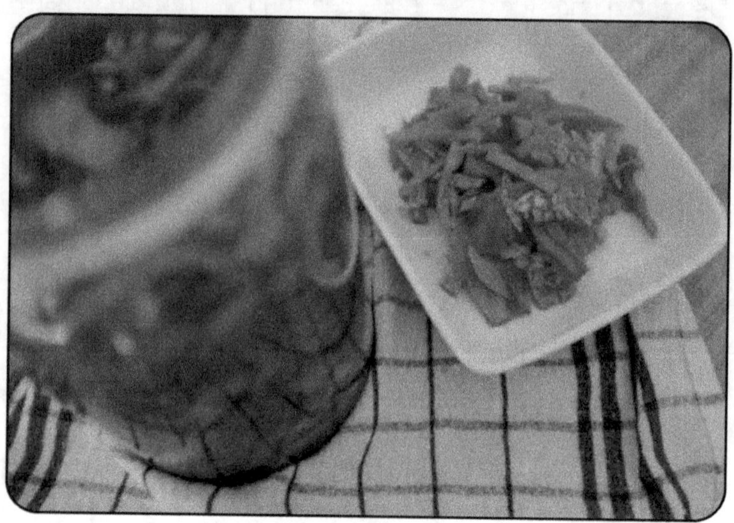

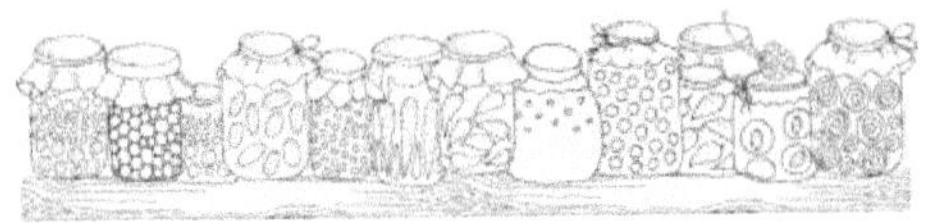

Eingelegter Rettich

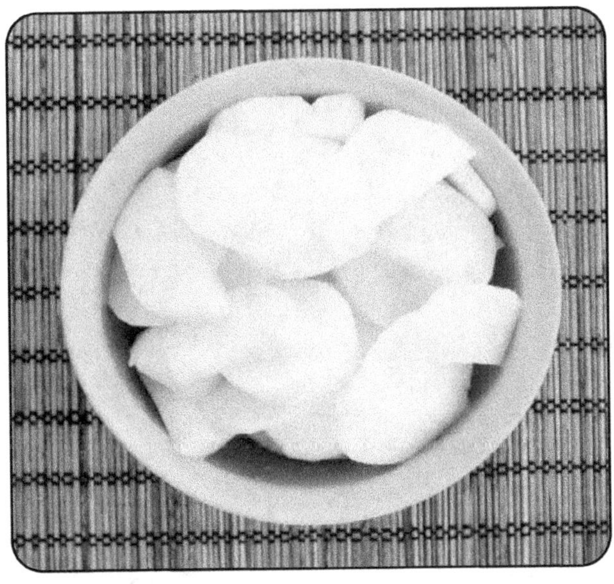

Dies ist ein Klassiker unter den Einmachgenüssen. Überall wo es Rettich auf der Welt gibt, wird er auch durch Fermentation veredelt. Am bekanntesten ist der japanische Takuan, der mit Reiskleie sein individuelles Aroma entfaltet. In diesem Rezept verwenden wir den einheimischen weißen Rettich, den man bei uns wegen seiner Schärfe schätzt und in Bayern gern als Beilage zu Bier und Brezeln serviert.

ZUTATEN

2 große weiße Rettiche
4 EL Meeresalgen (Dulse oder Wakame)
Ume Su

ZUBEREITUNG

Waschen Sie die Rettiche und schneiden Sie die unteren Enden und das Grüne ab. Schneiden Sie sie in feine Scheiben, die sie zusammen mit den Algen in ein Einmachgefäß geben. Gießen Sie alles mit Ume Su auf und lassen Sie das Gefäß an einem dunklen Ort stehen. Warten Sie mindestens 14 Tage, bevor Sie den Rettich kosten. Anschließend lagern Sie ihn im Kühlschrank oder in einem kühlen Kellerraum.

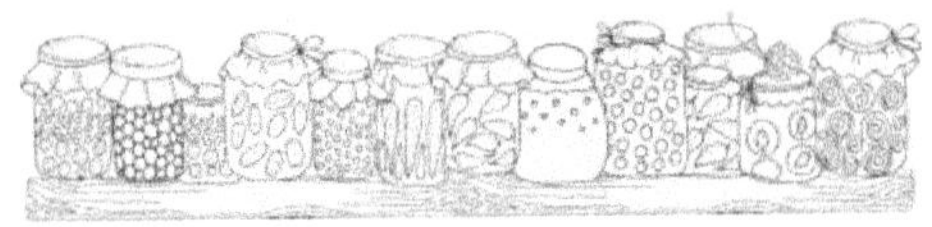

Kräuterpesto

Verwenden Sie für diese Kräutermischung alles, was Sie an Kräutern finden können: frische grüne Kräuter aus gutem Anbau wie Petersilie, Liebstöckel, Dill, Basilikum vom lokalen Wochenmarkt kombiniert mit Wildkräutern aus Wildwuchs der Region. Frische grüne Kräuter sind ideal für die Leber und haben meist einen basischen pH-Wert. Kräuter, die sich fast überall in Deutschland finden lassen und überaus empfehlenswerte gesundheitliche Effekte haben, sind Löwenzahn und Brennnessel. Achten Sie auf gründliche Reinigung der Wildkräuter mit frischem Wasser. Kombinieren können Sie die Kräuter noch zusätzlich mit Frühlingszwiebeln, Peperoni, Ingwer und Knoblauch. Ergänzen Sie Ihr Pesto zur besseren Verwertbarkeit mit hochwertigem Bio-Öl

ZUTATEN

Basilikum

Petersilie

Liebstöckl

Löwenzahn

Brennessel

Olivenöl

Leinöl

etwas Dill

Frühlingszwiebeln
1 Peperoni
1 Stück frischer Ingwer
2 Knoblauchzehen
Zitronensaft
Ume Su

ZUBEREITUNG

Schneiden Sie alle Kräuter klein und entfernen Sie dunklere Blätter. Schälen Sie Ingwer und Knoblauch und schneiden Sie beide in kleine Stücke oder zerkleinern Sie sie im Mörser. Geben Sie die Kräuter zusammen mit Peperoni, Frühlingszwiebel, Ingwer, Knoblauch, Kurkuma und etwas Zitronensaft in einen Mixer. Fügen Sie ca. 10 % des Volumens an Öl hinzu. Dann geben Sie noch einen guten Schuss Ume Su und etwas helles Reismiso ins Pesto und mixen alles noch einmal kräftig durch. Lassen Sie das Pesto 1 Tag bei Zimmertemperatur an einem dunklen Ort stehen und lagern Sie es anschließend im Kühlschrank. Nach 2 Wochen ist es verzehrfertig.

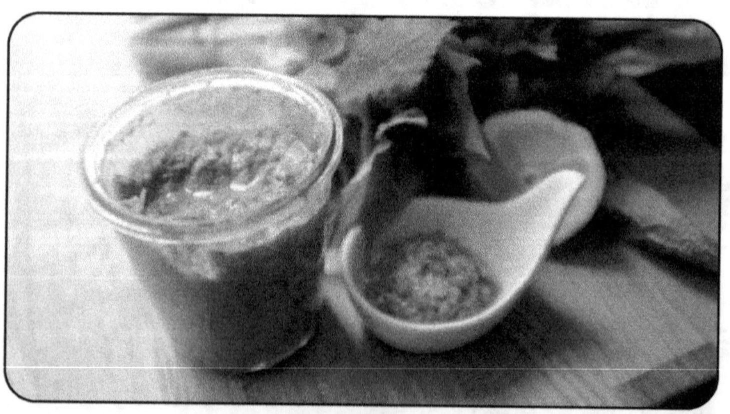

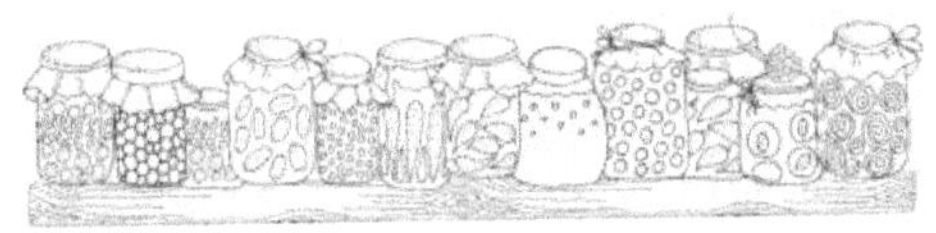

Meerespower

Seetang – bei uns als Meeresalgen bekannt – gibt es überall zu essen, wo Menschen am Meer wohnen. Sie dienen als Mineralienspender und liefern viele essenzielle Nährstoffe. Aufgrund ihres natürlichen Salzgehalts kann man sie direkt zum Fermentieren einsetzen ohne zusätzliche probiotische Starter zu verwenden. Jede Alge hat ihre eigene spezielle Note und ein etwas anderes Nährstoffspektrum.

ZUTATEN

50 g Hiziki
50 g Arame
30 g Dulse
1 Pak Choi (Senfkohl)
etwas frischen Ingwer

ZUBEREITUNG

Waschen und schneiden Sie den Kohl. Zerteilen Sie die festen Teile des Strunks in kleinere Stücke als die Blätter. Mischen Sie den Kohl mit den Algen in einer Schüssel und geben Sie gerade so viel Wasser hinzu, dass die Algen weich werden. Lassen Sie das Ganze für 5 Stunden durchziehen. Geben Sie anschließend alles in ein Schraubglas und lassen Sie es bei Raumtemperatur für 1 Woche fermentieren. Danach können Sie es im Kühlschrank problemlos für ein paar Monate aufbewahren.

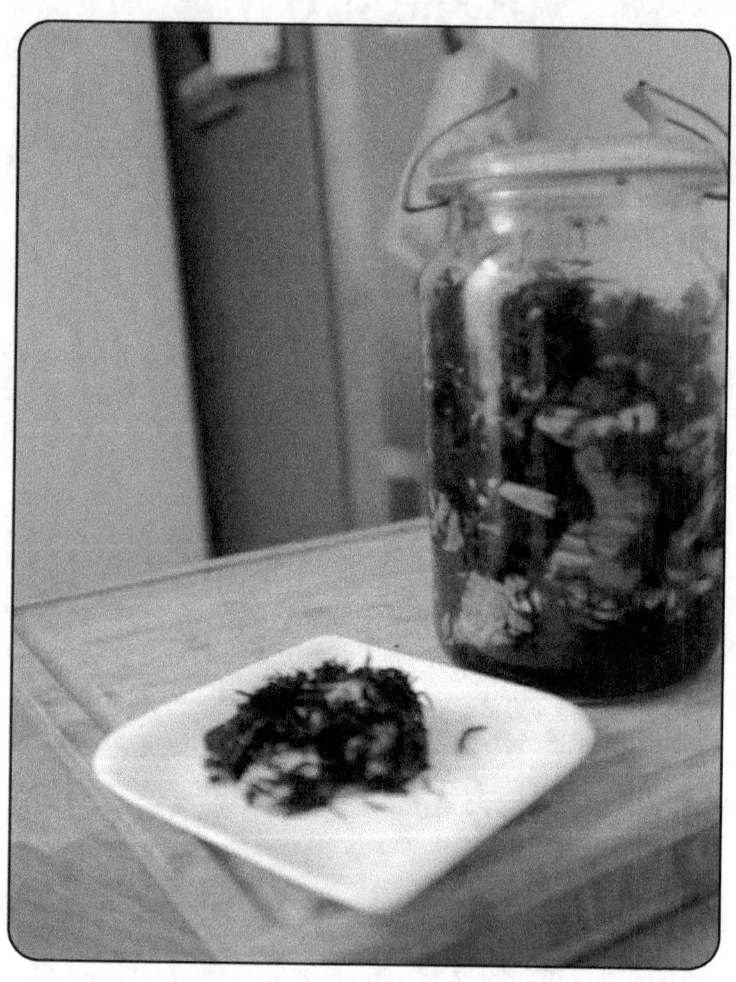

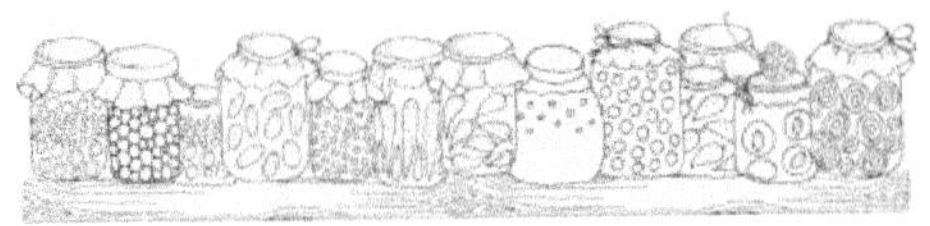

Rote Bete Lake

Laken kann man aus den unterschiedlichsten Gemüsen machen, es handelt sich einfach um Gemüse mit viel Flüssigkeit und etwas Salz. Dadurch entsteht ein probiotischer Trunk wie Brottrunk oder der russische Kwass, der eine sehr lange Tradition hat und für seine vielfältigen Heileigenschaften bekannt ist. Lake fördert die Verdauung, den Stoffwechsel und das Herz-Kreislauf-System, wirkt antibakteriell und sorgt ganz allgemein für besseres Befinden. Ihre Kraft wird auf die in ihr enthaltenen Vitamine, Aminosäuren und Mikrobakterien zurückgeführt. Rote Bete im Besonderen ist ein wunderbarer Blutreiniger und wirkt durch Betain und vor allem Trimethylglycin, das mitbeteiligt ist an der Serotoninproduktion, als Stimmungsaufheller.

ZUTATEN

3 Rote Bete (gegart)
Wasser
1-2 EL Salz

ZUBEREITUNG

Schneiden Sie die Rote Bete in kleine Würfel, und geben Sie sie in ein 2 Liter fassendes Einmachgefäß. Füllen Sie das Gefäß zu 2/3 mit Wasser, und geben Sie das Salz hinein. Lassen Sie das Gefäß an einem dunklen Ort bei Raumtemperatur 7–10 Tage stehen. Danach ist die Lake trinkfertig, kann im Kühlschrank aber auch noch länger gelagert werden. Die Rote Bete kann noch 1–2 Mal wiederverwendet werden. Füllen Sie das Glas einfach wieder mit Wasser und geben Sie etwas Salz hinzu.

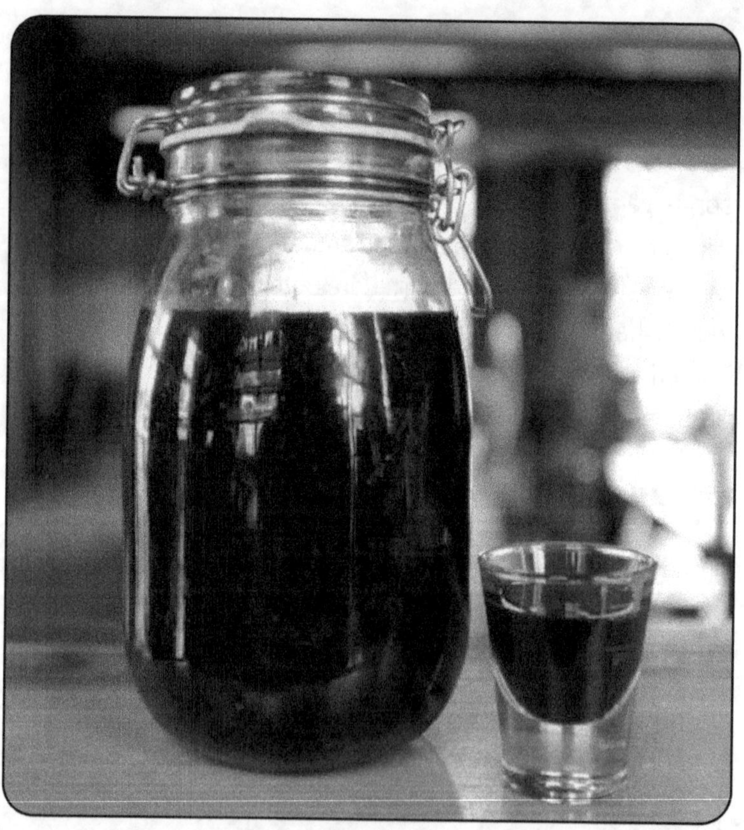

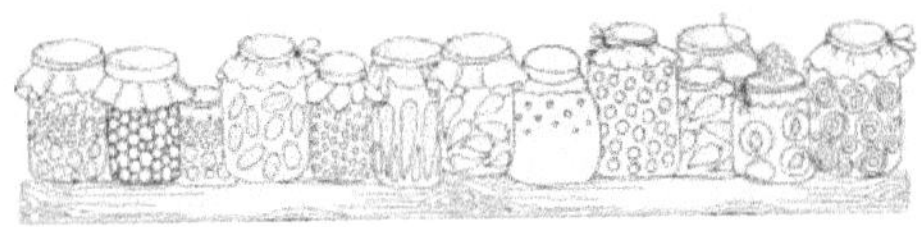

Rote Beete Pickles

Rote Bete lässt sich in herrlich würzige Pickles verwandeln. Sie sind eine leckere Beilage zu Sauerteigbrot oder verleihen püriert als Dip vielen Speisen mehr Pep.

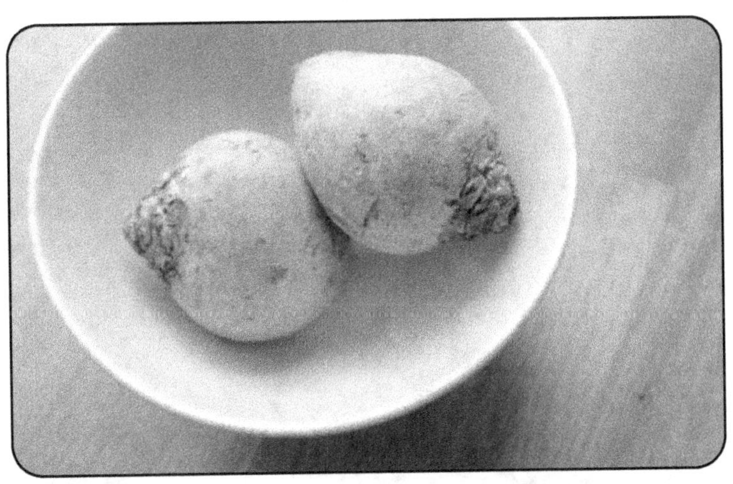

ZUTATEN

5 Rote Bete

Zwiebel

Genmai Su

Reissirup

Zimt

Ingwer

ZUBEREITUNG

Kochen Sie die Bete ca. 45 Minuten in Salzwasser weich und schälen Sie sie. Sie können auch gekochte Rote Bete verwenden. Würfeln Sie die Rote Bete. Schälen Sie den Ingwer und die Zwiebeln und schneiden Sie beides klein. Kochen Sie 500 ml Wasser mit Genmai Su, Zimt, Reissirup und Ingwer in einem kleinen Topf kurz auf, stellen Sie die Hitze ab und lassen Sie alles ca. 1 Stunde durchziehen. Geben Sie Rote Bete, Zwiebeln und Bärlauch in ein Einmachglas, füllen Sie es mit dem Essigsud auf und geben Sie Salz hinzu. Falls die Rote Bete nicht ganz bedeckt ist, geben Sie Wasser nach. Lassen Sie die Rote Bete 3–4 Wochen gären.

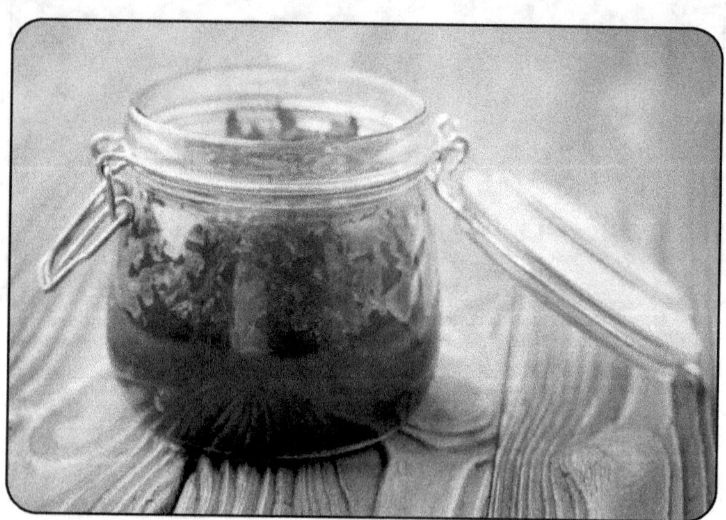

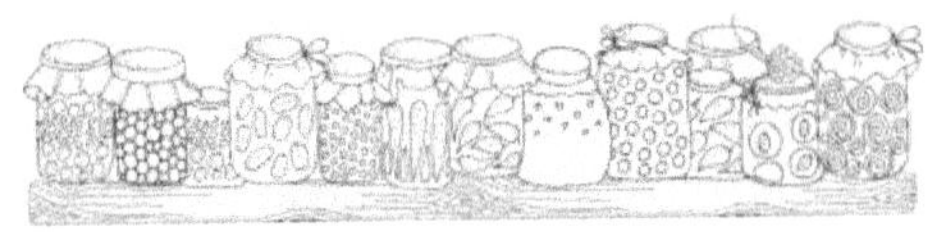

Tursija

Auf dem Balkan hat sich die Tradition, Gemüse einzulegen und zu fermentieren, viel stärker erhalten als in Deutschland. Tursija ist ein klassisches Rezept mit Paprikaschoten, das es in zahlreichen regionalen Ausprägungen gibt. Es wird zu Fleischgerichten gereicht oder einfach mit Brot gegessen.

ZUTATEN

1 kg Paprikaschoten

3 Gewürzgurken

1 paar grüne Tomaten

2 Peperoni

300g Meerettich

1 EL schwarzer Pfeffer

3 Stangen Dill

ZUBEREITUNG

Waschen und säubern Sie die Paprikaschoten. Schälen Sie den Meerrettich und schneiden Sie ihn in feine Streifen. Halbieren Sie die Peperoni, Gurken und Tomaten. Zerstoßen Sie den schwarzen Pfeffer und hacken Sie den Dill. Geben Sie alle Zutaten möglichst dicht geschichtet in das Eimachgefäß. Füllen Sie es mit Salzlake auf, sodass alle Zutaten bedeckt sind. Gewähren Sie den Mikroben mindestens 2–3 Monate Zeit. Je länger das Tursija fermentiert, desto intensiver wird der Geschmack.

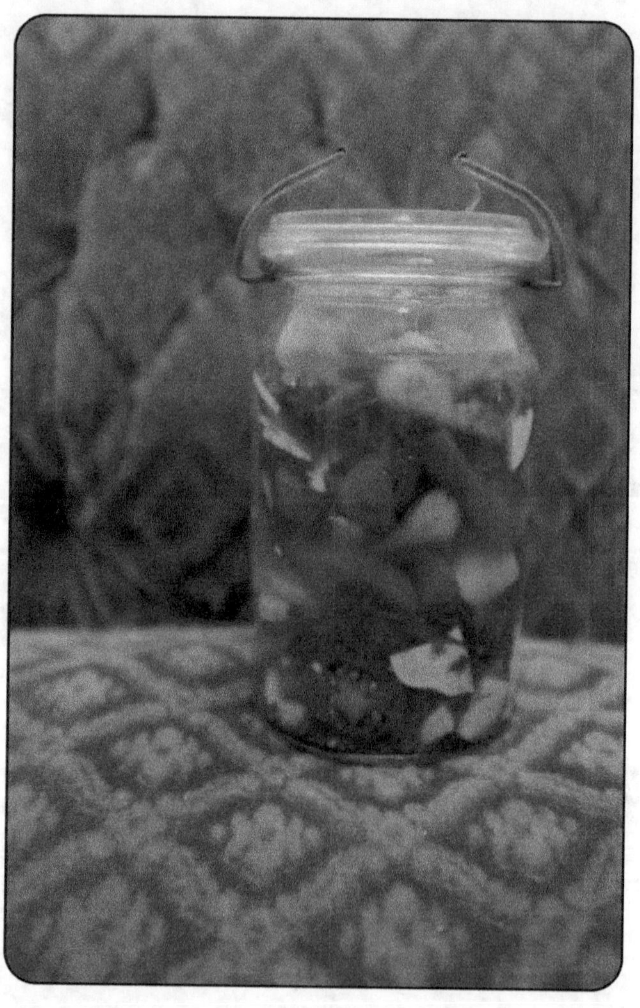

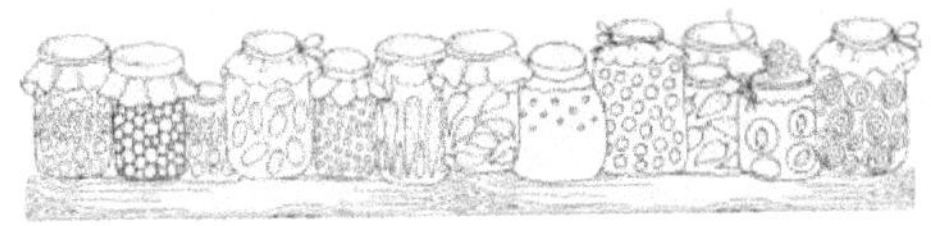

Tomaten

Bei vielen Menschen gilt die Tomate als supergesund. Aufgrund des sehr niedrigen pH-Wertes ist sie für den menschlichen Körper aber erst einmal ein Basenräuber. Es macht daher Sinn, sie mit Zutaten, die einen höheren pH-Wert haben, einzulegen und die Mikroben arbeiten zu lassen. In Ländern wie Spanien und Italien ist dieses Verfahren von jeher Tradition und die geschmackliche Veränderung spricht für sich.

ZUTATEN

1 kg Tomaten

3 EL Erdnussöl

1 ganzer Knoblauch

100 g frischer Ingwer

2 Chilischoten

100 g frischer Basilikum

200 ml Genmai Su

100g Reissirup

250 g Zwiebeln

3 EL Salz

ZUBEREITUNG

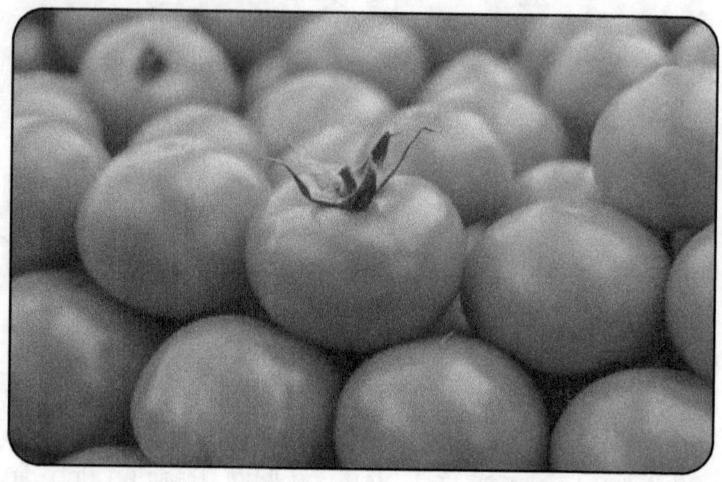

Waschen Sie die Tomaten, und schneiden Sie sie in kleine Stücke. Schälen Sie die Zwiebeln und schneiden Sie sie in Streifen. Schälen Sie Ingwer und Knoblauch und würfeln Sie beides fein. Erhitzen Sie das Öl in einem Topf und schwitzen Sie Zwiebeln, Ingwer und Knoblauch für 5 Minuten darin an. Geben Sie die Tomaten und das Salz hinzu und lassen Sie alles für 15 Minuten weiterköcheln. Nachdem Sie Genmai Su hinzugegeben haben, lassen Sie alles abkühlen. Geben Sie den Topfinhalt zusammen mit Basilikum und Chili ins Einmachgefäß. Bei Bedarf füllen Sie mit Wasser auf, sodass alle Zutaten bedeckt sind. Lassen Sie das Ganze an einem kühlen Ort mindestens 3–5 Monate durchziehen.